中医药文化进校园

国医学堂

北京市东城区史家教育集团
史家实验学校
国医之家 编著

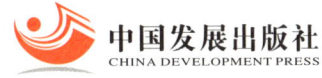
中国发展出版社
CHINA DEVELOPMENT PRESS

图书在版编目（CIP）数据

国医学堂/北京市东城区史家教育集团，史家实验学校，国医之家编著 . —北京：中国发展出版社，2018.8
ISBN 978 - 7 - 5177 - 0886 - 5

Ⅰ . ①国… Ⅱ . ①北… ②史… ③国… Ⅲ . ①中国医药学—教材 Ⅳ . ①R2

中国版本图书馆 CIP 数据核字（2018）第 187169 号

书　　　名：	国医学堂
著作责任者：	北京市东城区史家教育集团　史家实验学校　国医之家
出 版 发 行：	中国发展出版社
	（北京市西城区百万庄大街 16 号 8 层　100037）
标 准 书 号：	ISBN 978 - 7 - 5177 - 0886 - 5
经 销 者：	各地新华书店
印 刷 者：	河北鑫兆源印刷有限公司
开　　　本：	787mm×1092mm　1/16
印　　　张：	5
字　　　数：	80 千字
版　　　次：	2018 年 8 月第 1 版
印　　　次：	2018 年 8 月第 1 次印刷
定　　　价：	32.00 元
联 系 电 话：	（010）68990642　68990692
购 书 热 线：	（010）68990682　68990686
网 络 订 购：	http：//zgfzcbs.tmall.com//
网 购 电 话：	（010）68990639　88333349
本 社 网 址：	http：//www.develpress.com.cn
电 子 邮 件：	fazhanreader@163.com

版权所有・翻印必究

本社图书若有缺页、倒页，请向发行部调换

"中医药文化进校园"国医学堂
编委会

主　　编：钮雪松　金　强　高李英

副 主 编：张秀娟　张　婉　周　霞　朱　玲　王燕红　陈亚红
　　　　　马淑芳　刘　霞　崔韧楠

编　　委：（按姓氏笔画排序）
　　　　　丁笑迎　马淑芳　王　平　王大贵　王熙荣　王燕红
　　　　　车　雨　田晓洁　史晓娇　冉晓玲　冯金旭　边晔迪
　　　　　邢秀华　朱　玲　乔　艳　刘　霞　刘洪洋　刘梦媛
　　　　　闫仕豪　孙　鸿　孙金燕　杨　坤　杨晓雅　李东梅
　　　　　李丽梅　李秋敏　李淑红　吴　桐　佟　爽　谷思艺
　　　　　张　婉　张　璐　张凤霞　张东海　张秀娟　张婉霞
　　　　　陈　瑾　陈亚虹　英　文　周　婷　周　霞　周海燕
　　　　　孟进兵　郝晓倩　柯凤文　钮雪松　祖　楹　倪国勇
　　　　　徐　菲　徐艳丽　高李英　崔韧楠　阎　冬　梁　彤
　　　　　韩凯旋　景晓峰　曾瀚琳

丛书策划：钮雪松　王　欢　洪　伟　金　强

教学设计：刘　霞　周　霞

课程审定：金　强　高李英

教材审定：戈海宁　周　霞

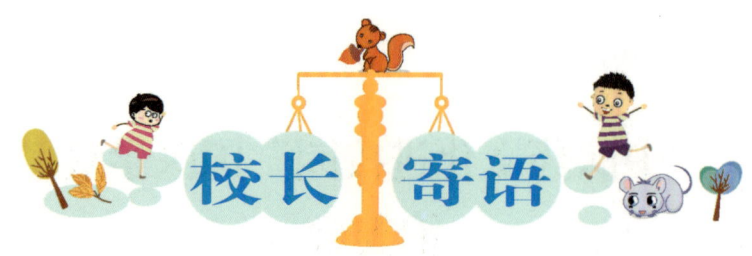

校长寄语

　　亲爱的孩子们,当你们打开这本《国医学堂》时,一定会被书中丰富多彩的知识内容所吸引。中医药文化博大精深,历经漫漫五千余载,凝聚了无数先贤深邃的智慧。在老师们的精心设计下,大家将蕴藏着最奥秘的医学知识用最浅显易懂的语言讲给了你们。

　　时至今日,中医药文化走过历史长河,跨越时间与空间,跨过信息过载的互联网时代,走进我们史家集团的课堂。通过学习中医基础理论、辨识中草药、体验中医针灸等特色疗法,有助于同学们增进对中华优秀传统文化的了解与认同,增强同学们的文化自信、民族自信,同时掌握一定的医疗保健方法,利于自身并惠及家人,做一名健康快乐成长的小学生!

爱你们的王欢校长

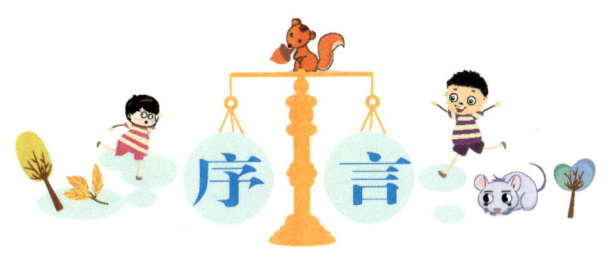

序 言

  中医药文化具有丰厚的人文精神和哲学内涵，强调"天人合一""阴阳平衡"。体现了中华文化"道法自然""和合致中"的核心哲学智慧，是中华优秀传统文化传承和传播的重要途径。在这里，有古代仁人志士"不为良相，便为良医"的宏伟人生观，也有绵延五千年"天人相应"的深邃哲学智慧。

  作为中医传承人，我们有责任引领学生走进中华文明的殿堂，汲取优秀传统文化的精华。让孩子们切身感受中医药文化，与天地共和，与四时同序，学会在人与自然的和谐中健康成长；以心理和情志统帅身体四肢，以养生来强体，学会在身心的和谐以及人与社会的和谐中健康成长。

  "蒙以养正"，民族文化传承的根基和希望在孩子。让中小学生从小就了解中医药、相信中医药、运用中医药，这既是培养孩子们中国情怀和文化自信的重要内容，也是振兴发展中医药事业的基础工程和长远之策。有针对性地开展中医药文化进校园活动，发挥中医哲学在儿童潜能开发、人格培养、道德塑造等方面潜在的巨大作用，有助于延续中华文化基因，培养青少年的民族自信心和自豪感，从而树立中华民族的文化自觉和文化自信，提升国民人文素养、文化修养和道德水平。

  祝贺国医之家中医药文化走进史家实验学校，让更多的孩子爱上中医药文化！爱上祖国的瑰宝！

首都国医名师 钮韵铎

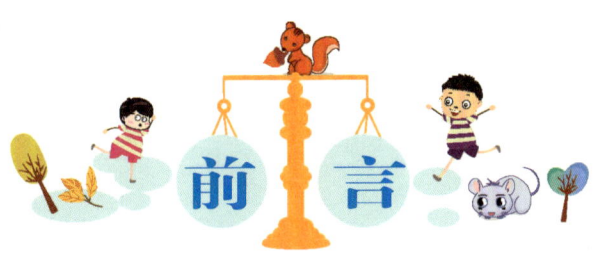

前言

  中医药文化是中华民族深邃的哲学思想、高尚的道德情操和卓越的文明智慧在中医药中的集中体现。党的十八大以来，习近平总书记提出中医药是中华文化伟大复兴先行者，它植根于中国传统文化，是传统文化思维、哲学思想、思维方式和价值观念的体现。现在国家已经把中医药发展提到了国家战略高度，青少年是传承发展中医药的后备力量，抓好中医药文化在下一代的传播与传承工作显得尤为重要。

  立德树人是教育的根本目的，把中医药文化和素质教育结合起来，是一种新的教育实践和探索。中医药学是中华文化的瑰宝，它传承五千年经久不衰。它虽然是一门古老的学问，但是其理念丝毫不落后，中医药非常贴近我们的生活，是与我们的生活息息相关的一种文化。这套"中医药文化进校园"校本教材根据学生年龄特点，设置了六个主题。内容主要包括：知识目标和能力目标；从身边说起，深入浅出，帮助学生揭开中医这层神秘的面纱；帮助学生理解中国智慧；推动中医药文化的传承弘扬，推动中华优秀传统文化的传承和发扬。

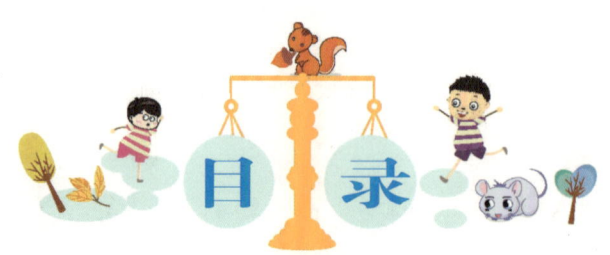

目录

第 1 课	中医如何看病治病 课程设计	1
第 2 课	中医诊法 课程设计	5
第 3 课	中医的疾病知识 课程设计	8
第 4 课	儿童常见皮肤病的中医防治与护理 课程设计	14
第 5 课	青少年如何让脊柱更强健 课程设计	18
第 6 课	中医的阴阳五行学说 课程设计	24
第 7 课	中医脏腑学说 课程设计	29
第 8 课	辨识误区，弘扬国医 课程设计	35

| 第 9 课 | 小学生的睡眠与健康 课程设计 | 37 |

| 第 10 课 | 小学生的饮食与健康 课程设计 | 39 |

| 第 11 课 | 为什么穴位能治病 课程设计 | 43 |

| 第 12 课 | 常用穴位及所治疾病介绍 课程设计 | 48 |

| 第 13 课 | 近视眼的预防 课程设计 | 56 |

| 第 14 课 | 常见的中药剂型 课程设计 | 59 |

| 第 15 课 | 针灸疗法 课程设计 | 62 |

| 附 录 | 《健身槌歌》 | 65 |

第1课

中医如何看病治病 课程设计

 一、活动目标

1. 了解中医是如何看病的。
2. 了解中医用什么来治病。
3. 对中医知识学习产生兴趣。

 二、活动过程

(一) 趣味活动引入

1. 老师播放一段电视剧里中医看病把脉的视频，问同学们知道视频里在进行的活动是什么吗？

2. 播放几张西医看病的图片，和中医看病图片，让学生们思考并回答中西医看病方式的不同。

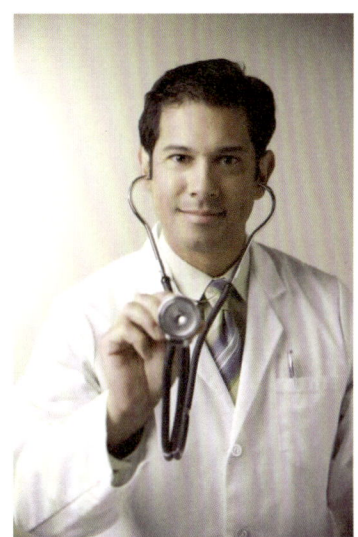
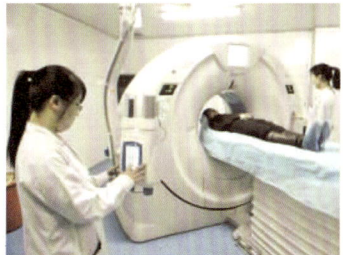
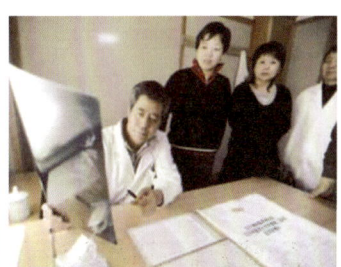
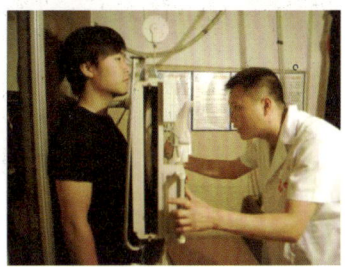
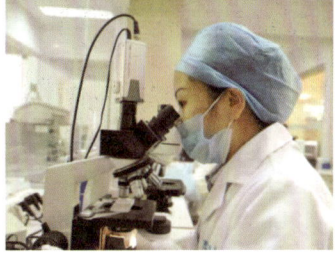

3. 让学生们了解中国的神医华佗，医祖扁鹊，药王孙思邈和药圣李时珍。展示图片，进行介绍。

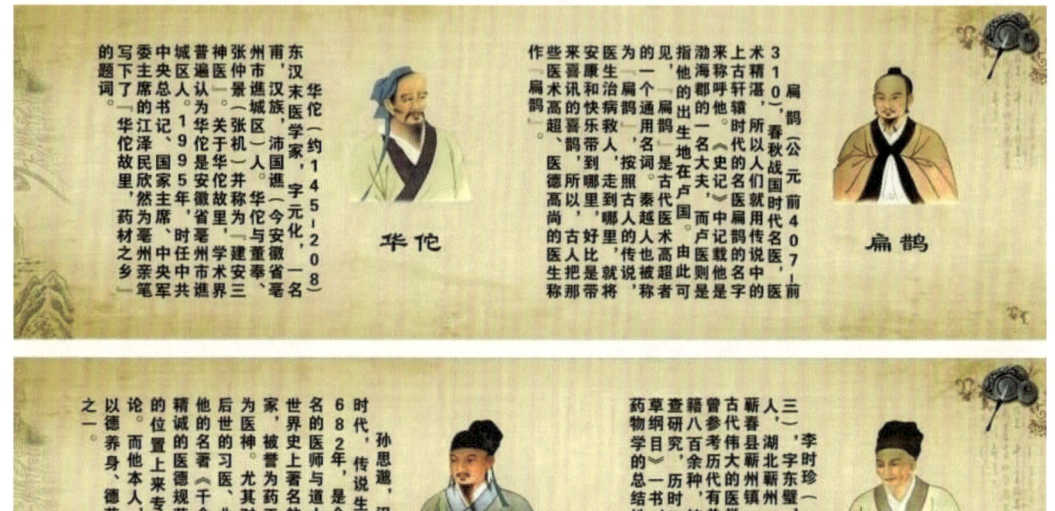

告诉学生：

中医和西医在看病时存在很大区别，西医靠机械和数据进行诊断，中医依靠望、闻、问、切来诊断，所以说中西医在诊断方面存在很大不同。中医更加以人为本，有着长久的历史，是中华文明的文化瑰宝。

（二）讲解学习中医用什么治病

1. 提问学生中医用什么治病，学生回答后，PPT中出示图片（中药、针灸、推拿）。

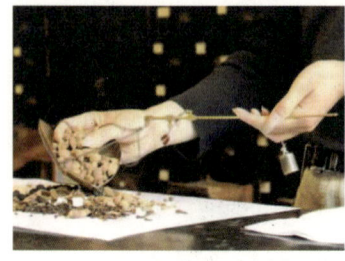 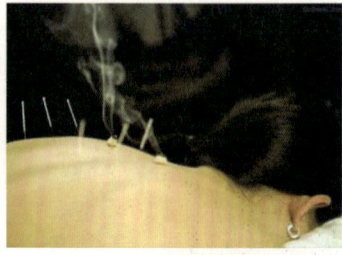 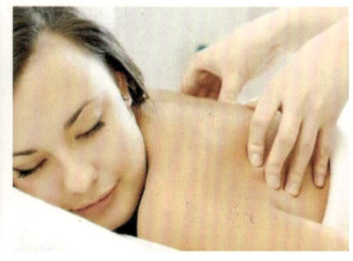

中药　　　　　　　　　针灸　　　　　　　　　推拿

2. 师：这三种中医治疗手段同学们体验过吗？谁能说一说体验后的感觉如何呢？

3. 师：中医里的中药有很多种，有的中药很稀少，有的中药很常见，就在我们身边，下面我们就学习一下中药的种类。出示图片，进行讲解。

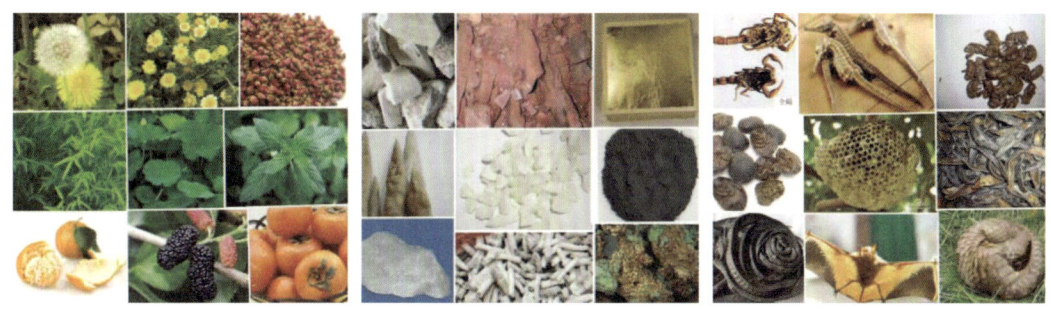

植物药　　　　　　　　　动物药　　　　　　　　　矿物药

4. 师：我们看到了这么多种药，我们是如何服用它们的呢？是像吃饭一样大口嚼就可以吗？学生回答后出示图片（药汤、药粉、膏药、药丸）。

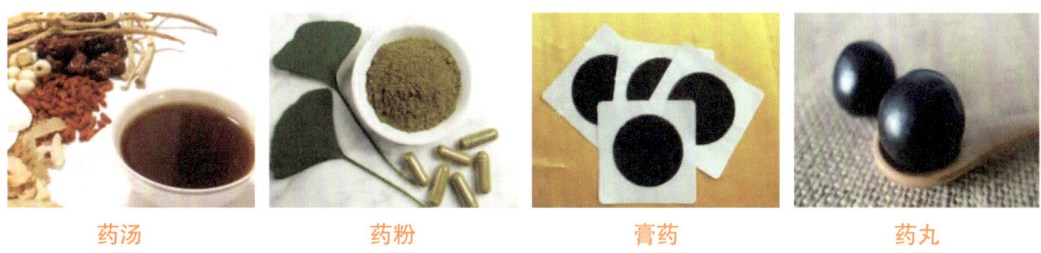

药汤　　　　　　药粉　　　　　　膏药　　　　　　药丸

5. 展示图片，学习针法和灸法，与穴位知识。

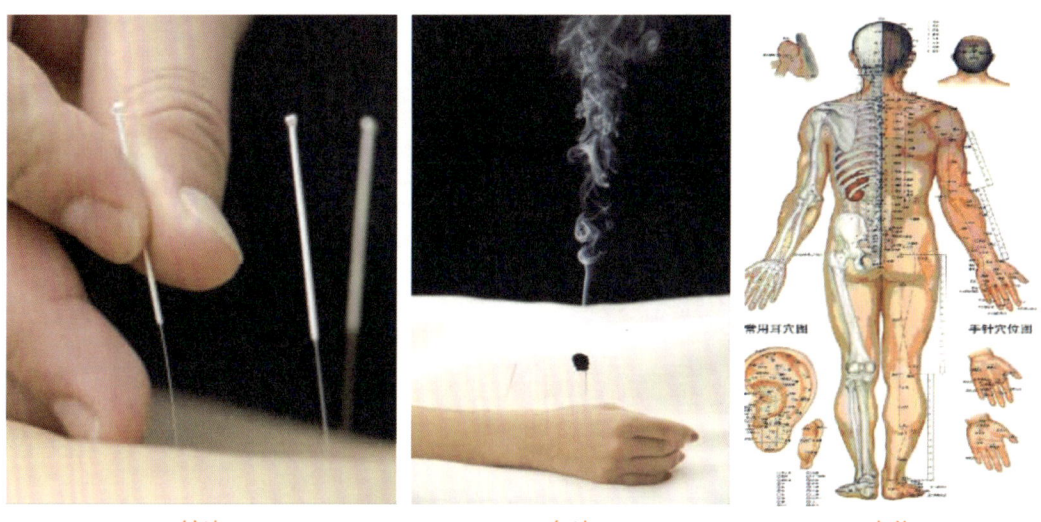

针法　　　　　　　　　灸法　　　　　　　　　穴位

告诉学生：

（1）针法是指在中医理论的指导下把针具（通常指毫针）按照一定的角度刺入患者体内，运用捻转与提插等针刺手法来对人体特定部位进行刺激从而达到治疗疾病的目的。刺入点称为人体腧穴，简称穴位。根据最新针灸学教材统计，人体共有361个正经穴位。

（2）灸法是以预制的灸炷或灸草在体表一定的穴位上烧灼、熏熨，利用热的刺激来预防和治疗疾病。通常以艾草最为常用，故而称为艾灸，另有隔药灸、柳条灸、灯芯灸、桑枝灸等方法。

6. 展示推拿手法（按、摩、推、拿），让学生们了解推拿知识。

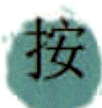 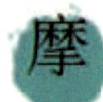 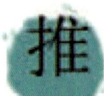 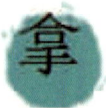

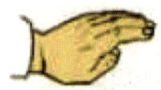 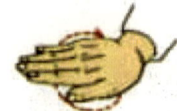 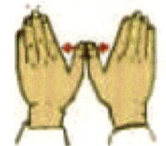 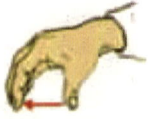

（三）师生互动

1. 老师展示并讲解推拿手法。

2. 学生跟着老师模仿。

3. 老师找出谁模仿得最像，并到班前展示。

（四）总结

1. 让学生们回想本节课学习了哪些知识。

2. 老师进行整体回顾。

3. 课下作业：了解更多有关中医如何治疗疾病的知识。

（五）下课

中医诊法 课程设计

  一、活动目标

1. 通过学习本堂课内容了解中医的望、闻、问、切。
2. 培养学生对中医文化的兴趣。
3. 发扬中华传统文化。
4. 培养学生记忆能力、语言表达能力、团队合作能力。

  二、活动过程

（一）师生相互介绍，初步熟悉

（二）教师浅谈中医文化，用视频短片引入话题

1. 师：通过观看视频短片，同学们发现中医问诊与西医看病有什么不同之处吗？
2. 让同学自己总结中医诊法——望、闻、问、切。

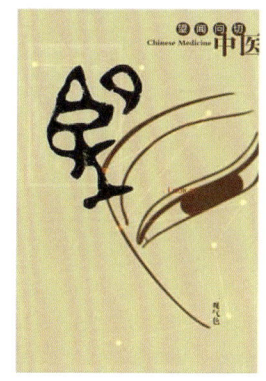 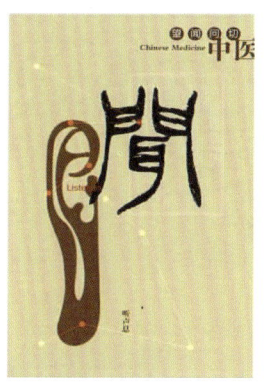 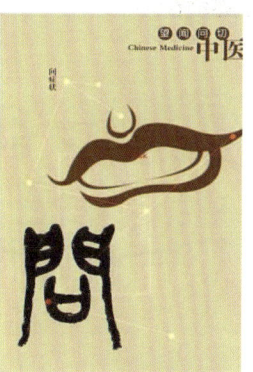 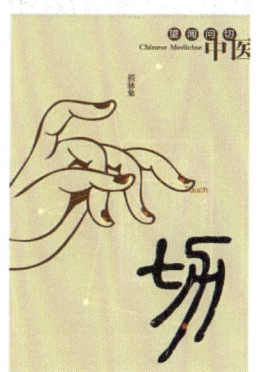

(三) 用文言片段，增强文化色彩

《孙子兵法·势篇》

声不过五，五声之变，不可胜听也；

色不过五，五色之变，不可胜观也；

味不过五，五味之变，不可胜尝也；

战势不过奇正，奇正之变，不可胜穷也。

(四) 分组活动

1. 将全班同学分为四大组。

2. 同学们先认真听教师讲授中医诊治方法。

3. 同学们分组表演望、闻、问、切，将所学知识鲜活地展现给同学们，同时增强学生记忆力。

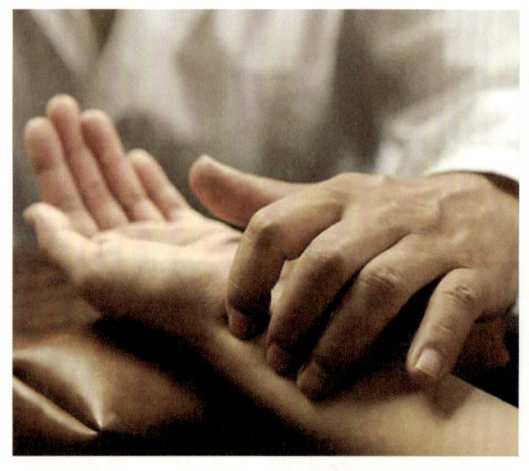
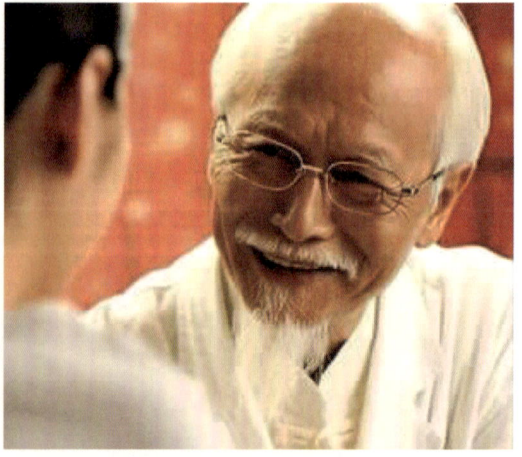

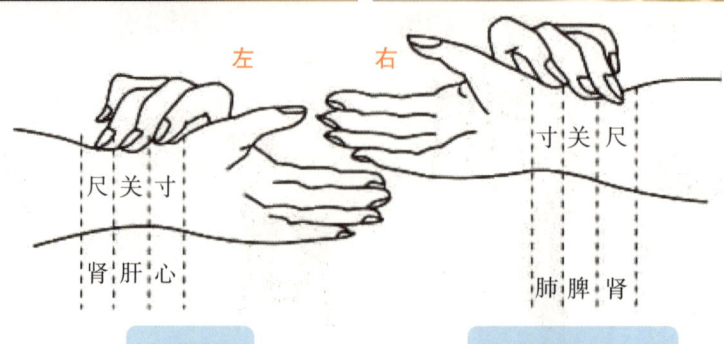

左寸候心
左关候肝
左尺候肾

右寸候肺
右关候脾胃
右尺候肾（命门）

（五）师生互动

1. 学生根据所学内容提问，锻炼学生语言表达能力。

2. 教师总结概括。

3. 教师点评，给出正确答案，并讲解。

4. 师：希望通过我们今天所学内容可以激发起同学们对中医知识的兴趣，中医文化博大精深，值得我们学习探究的地方太多，如果同学们感兴趣我们私下也可以交流探讨，一起学习。

（六）教师总结，致结束语

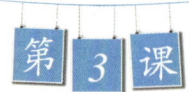

中医的疾病知识 课程设计

 一、活动目标

1. 学习中医理论中疾病的由来。
2. 了解小学生易患疾病的防治。
3. 更加了解自身身体情况。
4. 加深学生对中医知识的学习兴趣。

 二、活动过程

（一）课堂引入

同学们生过病吗？你记得你生的最重的病，最不舒服的病是哪一次呢？（待同学回答后）那么，你知道疾病是从哪里来的吗？（随后展示图片）

1. 外感病邪。

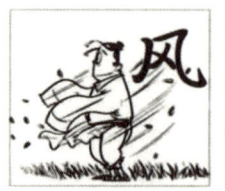

风为阳邪，易侵袭伤害人的头部、面部、机体表面

寒为阴邪，易损伤阳气

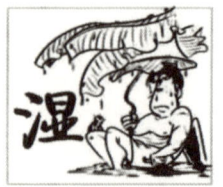

湿为阴邪，阻遏气机流动，易损伤阳气

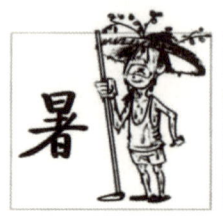

暑为阳邪，其性炎热，暑性升散，易耗伤津液

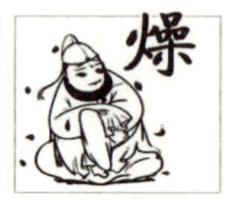

燥性干涩，易伤津液

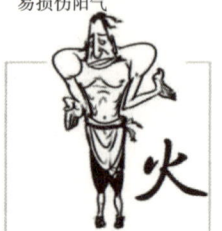

火为阳邪，其性火热、向上，火易耗气伤津

2. 内伤七情。

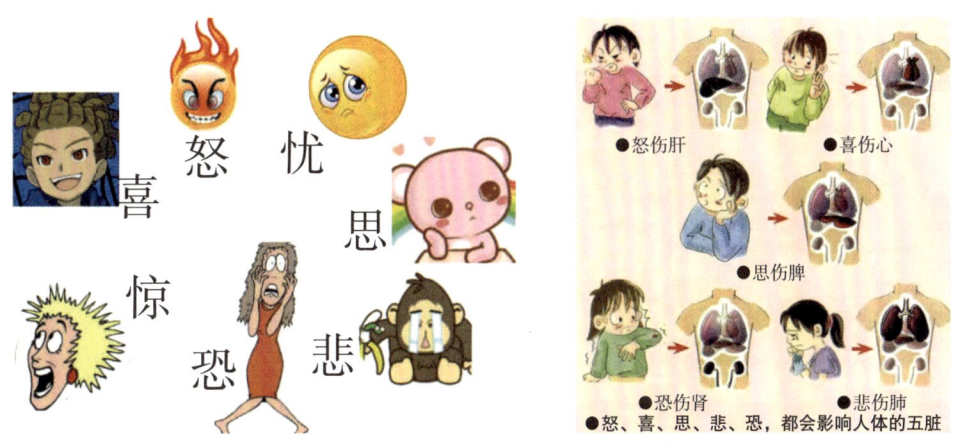

讲解：情绪会影响我们五脏六腑的健康，所以尽量要保持心情平和。

3. 疠气致病。

解说：指传染病，疠气致病，具有发病急骤、病情较重、症状相似、传染性强、易于流行等特点。如大头瘟、疫痢、白喉、烂喉丹痧、天花、霍乱等。

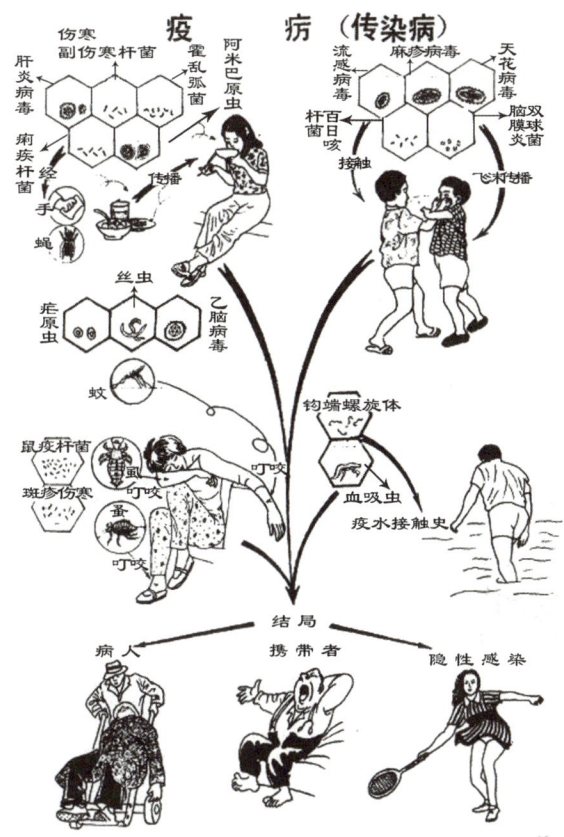

4. 病从口入。

第1点，不要随意喝生水。

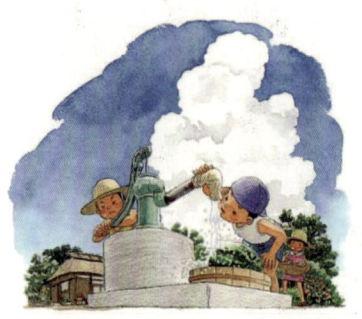

水果要洗干净（或去皮）再吃，不吃生冷和未煮熟食物，不要随意生吃贝类海鲜产品，不吃路边摊食物……这些饮食的注意是为了让同学们知道，不要把细菌吃到我们的肚子里。

第2点，少吃甜食，少吃零食。

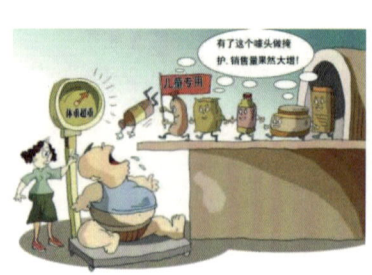

我们所吃的食物都是有热量的，每天应摄入人体的热量一定要满足机体的需要，但绝不能过度，如果吃得多了，人的消化系统就会疲劳，不能按时完成任务，很多饮食不被身体消化和代谢掉，就会积蓄在胃肠里，中医叫"停食""食积"，会出现口臭、便秘、烦躁、肥胖等等。所以，同学们要学会吃，懂得吃什么健康，要有节制，懂得吃多少时就不该再吃了。

第3点，吃饭要按时，饭量要适度。

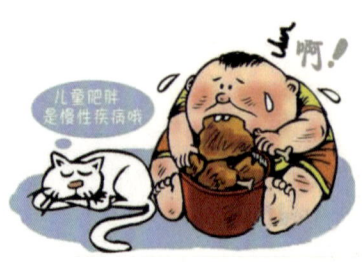

有句养生的经典名言说的好：早餐要吃饱、午餐要吃好、晚餐要吃少。就很有科学道理，我想提醒同学们注意的就是：晚餐离睡眠应间隔4小时，不要带着未消化的食物入睡。因为学习一天了，脑子也很疲劳需要休息，身体也需要休息，如果晚上吃的多，吃得晚，在睡觉时脑子想休息，可是胃肠道还在不停地工作，这样身体就不能休息好，这种不良状态会影响睡眠质量，会令人乱梦纷纭。

（二）我们已经知道疾病从何而来了，那么处于你们这个年龄段，容易得哪些病呢？让同学回答

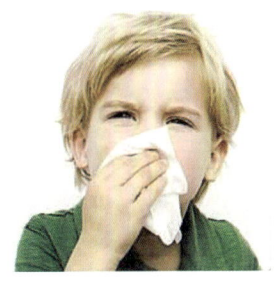 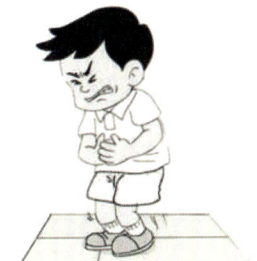 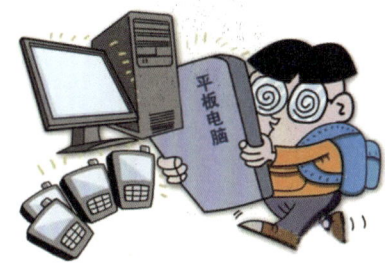

讲解：

1. 如果同学们饮食不洁，吃了不干净的食物，那么会得什么病？（肚子痛、胃痛、呕吐、拉稀等消化系统疾病）

2. 如果同学们饮食过量，不注意运动，则会得什么病？（肥胖症、消化不良、便秘、厌食症）

3. 如果同学们写字时眼睛离书本太近，整天看电视、看电脑、看手机，会得什么病？（近视眼、视肌疲劳）

（三）介绍当下季节容易得的病，以及中医治疗

1. 流行性感冒。

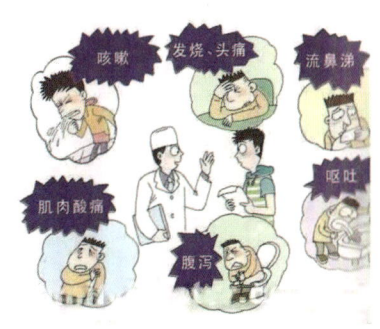

简称流感，是由流感病毒引起的急性呼吸道传染病，主要传染源为患者和病毒携带者，在发病前的最初三天，传染性最强。病毒随打喷嚏、咳嗽或说话喷出的飞沫传播。主要表现：起病急骤、高热、畏寒、头痛、肌肉关节酸痛，全身乏力、鼻塞、咽痛和干咳，少数患者还有恶心、呕吐、腹泻等消化道症状。

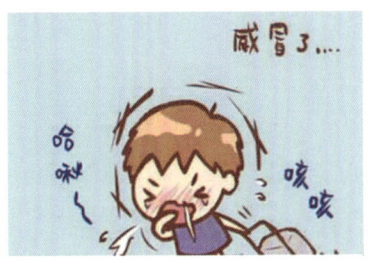

薄荷饮：金银花 30g，罗汉果 3g，鲜芦根 60g，大枣 10 枚，薄荷 10g。先将前四味药煮沸 15 分钟，再加薄荷煮 3 分钟，饮其滤液，食大枣。适用于高烧、口渴、咳嗽等流感。

2. 流行性腮腺炎。

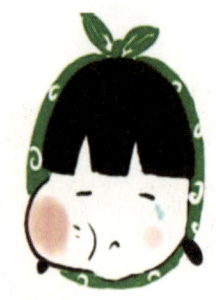

中医称为痄腮。是由腮腺炎病毒引起的急性、全身性感染，以腮腺肿痛为主要特征，病毒可侵犯各种腺体组织或神经系统及肝、肾、心、关节等几乎所有的器官。因此，常可引起脑膜脑炎、睾丸炎、胰腺炎、乳腺炎、卵巢炎等症状。

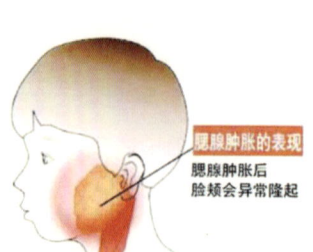

腮腺肿胀的表现
腮腺肿胀后脸颊会异常隆起

中医治疗流行性腮腺炎以清热解毒为主，佐以疏风解邪。

方药可用"腮腺解毒汤"：银花、黄芩、葛根、桔梗、板蓝根、升麻、花粉、柴胡、甘草、蒲公英各10克，石膏15克，用水煎服，每日1剂，早、中、晚各服一次。

注意：发热期间卧床休息，饮食应以流质为宜，应避免酸辣食物，注意口腔清洁，多饮开水。

3. 水痘。

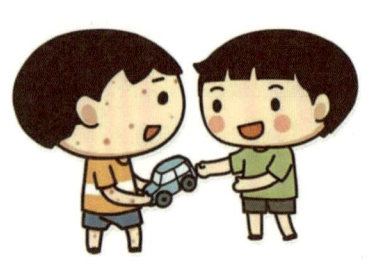

是由水痘-带状疱疹病毒引起的原发感染，是以全身出疱疹为特征的急性传染性皮肤病。多见于儿童，具有高度的传染性，易造成小范围的流行，愈后可获终身免疫。

特点：水痘皮疹数量较多，数百至数千个不等。一般首先出现于面部、头皮和躯干，其分布呈向心性，以发际、胸背较多，四肢面部较少，手掌足底偶见。

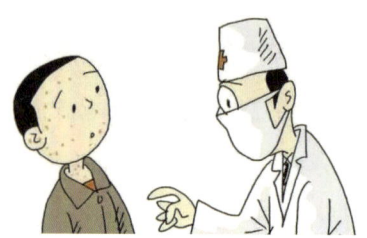

中医治法：宜清热疏风、除湿解毒。

方用：桑叶10g、菊花5g、牛蒡子5g、杏仁10g、赤芍10g、银花10g、连翘10g、板蓝根10g、大青叶10g、生石膏30g、芦根10g、薏米10g、车前草10g。水煎服，日两次，避风寒，清淡饮食。

4. 急性结膜炎。

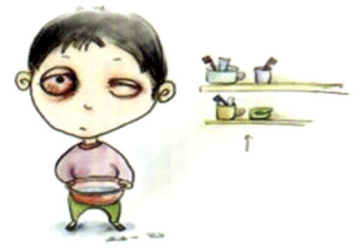

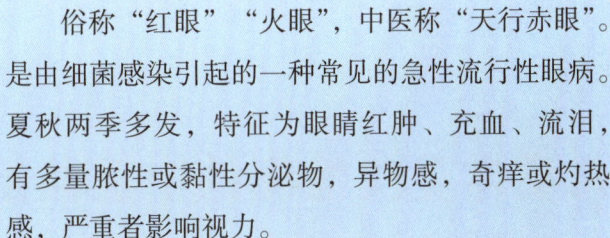

俗称"红眼""火眼",中医称"天行赤眼"。是由细菌感染引起的一种常见的急性流行性眼病。夏秋两季多发,特征为眼睛红肿、充血、流泪,有多量脓性或黏性分泌物,异物感,奇痒或灼热感,严重者影响视力。

因传染性强,应隔离消毒。处理原则是用生理盐水或3%硼酸溶液洗眼,清除分泌物,再滴抗生素眼药水。不宜包扎。预防:注意用眼卫生,如不用手揉眼、游泳后滴抗生素眼药水以防感染。

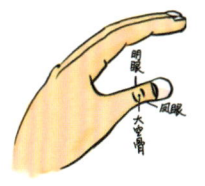

中医治法:拇指上有3个相邻接的穴道,分别是明眼、凤眼、大空骨,刺激这三个穴位能够改善眼睛疲劳和急性结膜炎。

(四)交流与总结

师:同学们,我们这节课的内容就学习完了,你有什么感触想和大家分享一下呢?

学生回答。

师:这些例子,就是要告诉同学们,生活中要注意培养健康的生活习惯,注意饮食,建立积极乐观的学习和生活态度,使自己的身心健康的成长,成为一名各方面都优秀的好少年。

(五)下课

第 4 课

儿童常见皮肤病的中医防治与护理 课程设计

 一、活动目标

1. 通过学习常见皮肤病相关知识，提醒学生们早发现早治疗。
2. 使学生掌握基本的护理方法，以免病情加重。
3. 使学生了解更多的生活常识与基本技能。
4. 培养学生解决与处理问题的能力。

 二、活动过程

（一）教师自我介绍，与同学初步互动

（二）教师介绍皮肤结构，以及保护皮肤的脂质层引入课堂主题

教师播放PPT，用图片告诉学生皮肤结构。

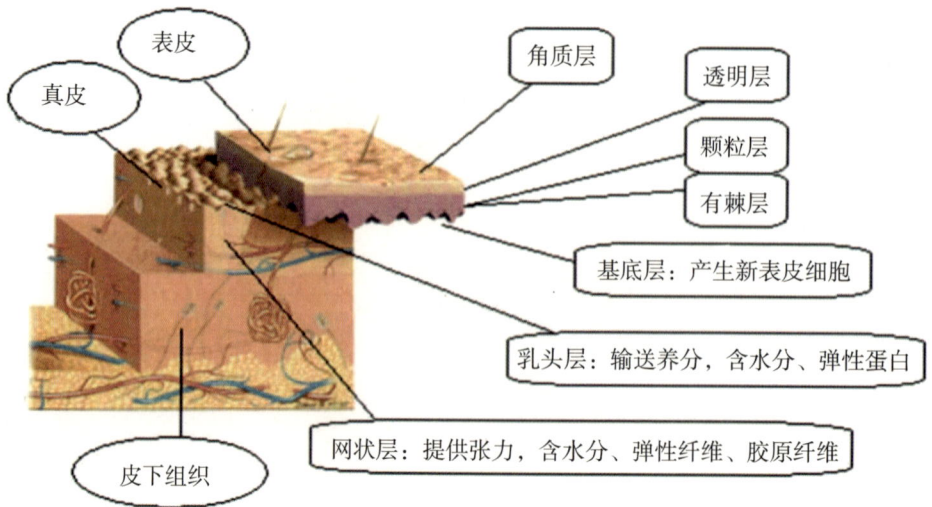

第 4 课　儿童常见皮肤病的中医防治与护理 课程设计

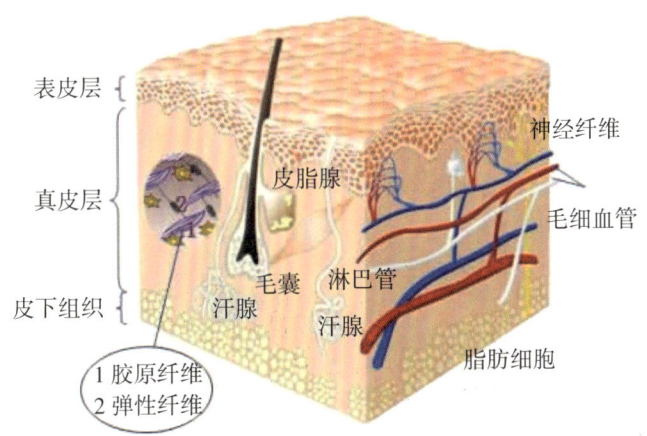

(三) 教师主导授课

1. 播放PPT告诉学生常见疾病的治疗与预防，展示图片，更加直观地让学生理解。常见皮肤疾病分别如下。

(1) 湿疹

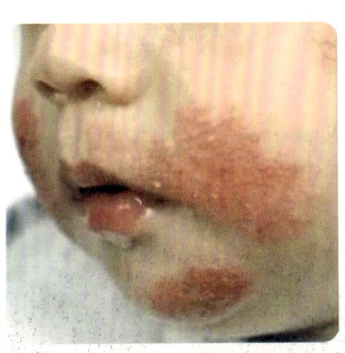

(2) 汗疱疹

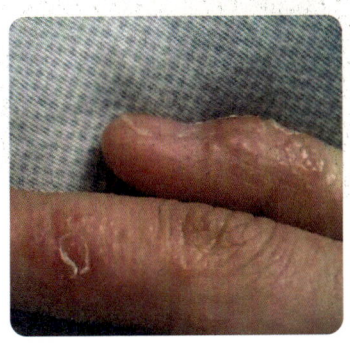

(3) 剥脱性角质松解症

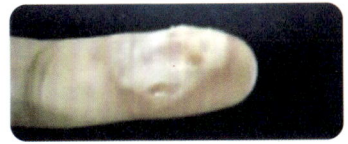

015

(4) 手汗症

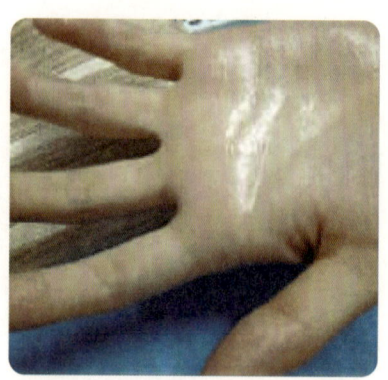

(5) 荨麻疹

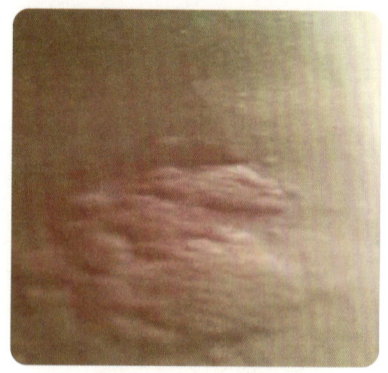

(6) 斑秃

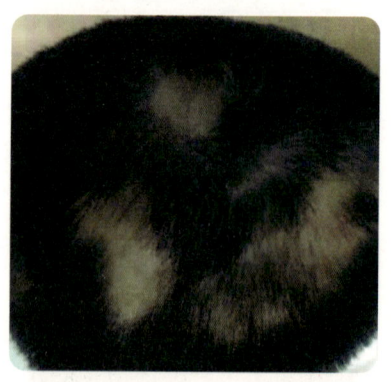

(四) 课堂活动，以此加深学生印象，巩固所学知识

1. 将学生分为六个小组，每小组选择一种常见疾病作为活动主题。

2. 组员角色扮演，分别为患者、家属、医生。

3. 患者和家属主要讲述病情及症状，医生在问诊后做出判断，给出病人治疗方法，并且告诉病人今后应如何防护。

（五）师生互动

1. 老师对同学进行提问。

2. 学生积极回答。

3. 教师点评，给出正确答案，并讲解。

4. 师：通过今天所学，我们对常见皮肤病有了一定程度的了解，如果我们发现家人或者身边的同学有类似症状，应该提醒他们及时就医，不要耽误病情。

（六）教师总结

皮肤病患者应多注意自己的饮食起居，多吃清淡食物，少吃油腻食物，保证充足睡眠，做适当有规律的运动。

青少年如何让脊柱更强健 课程设计

 一、活动目标

1. 了解脊柱结构。
2. 了解脊柱的重要性。
3. 知道脊柱出现问题的原因，以及出现问题时的征兆。
4. 知道如何保护脊柱，养成良好的习惯。
5. 培养学生的观察、理解能力。

 二、活动过程

（一）趣味引入话题

1. 教师弯腰走上讲台，想要直立身体但表情痛苦，让学生们猜猜他是哪儿出现问题了，由此引入本堂课主题青少年如何让脊柱更强健。

2. 通过图片展示讲述脊柱结构。

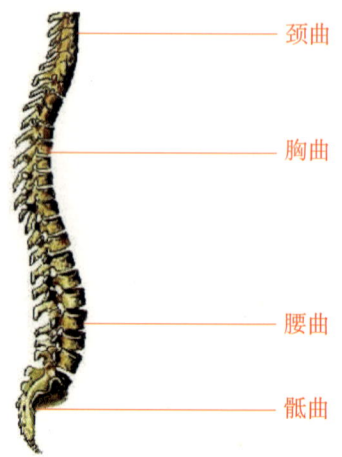

第 5 课　青少年如何让脊柱更强健 课程设计

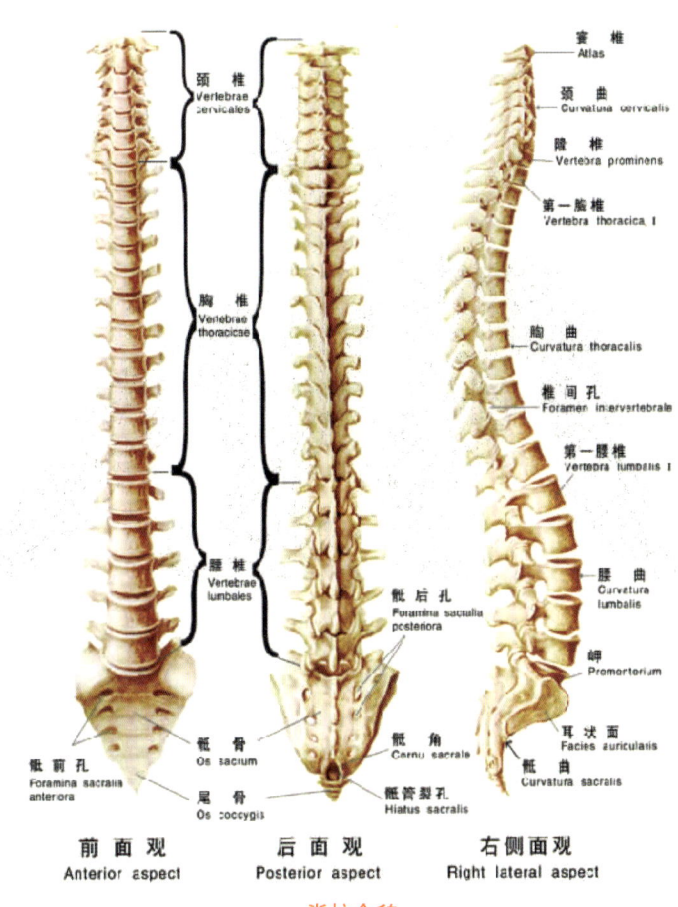

脊柱全貌

告诉学生：

1. 脊柱是由一个一个单独的椎骨组合而成的一个完整的脊柱，椎骨和椎骨之间有个软骨纤维环叫椎间盘。

2. 椎间盘的作用第一是连接上下椎骨，第二是使椎体能够正常活动，第三是减少震动对大脑的损伤。最后是保持椎体之间的间隙正常，从而使神经血管能正常从椎间孔通过。

3. 椎骨出现增生使椎骨和椎骨之间的间隙变小从而挤压了中间的椎间盘，造成椎间盘外周纤维环均匀超出椎体边缘叫膨出，椎间盘的纤维环挤破裂叫突出。

(二) 教师出示幻灯片讲脊柱的重要性

1. 师：位于脊柱保护下的脊髓是负责传达信息的中枢神经，负责运动与感觉等信号传导，架构成一个紧密的系统，维持身体正常的活动与运转。

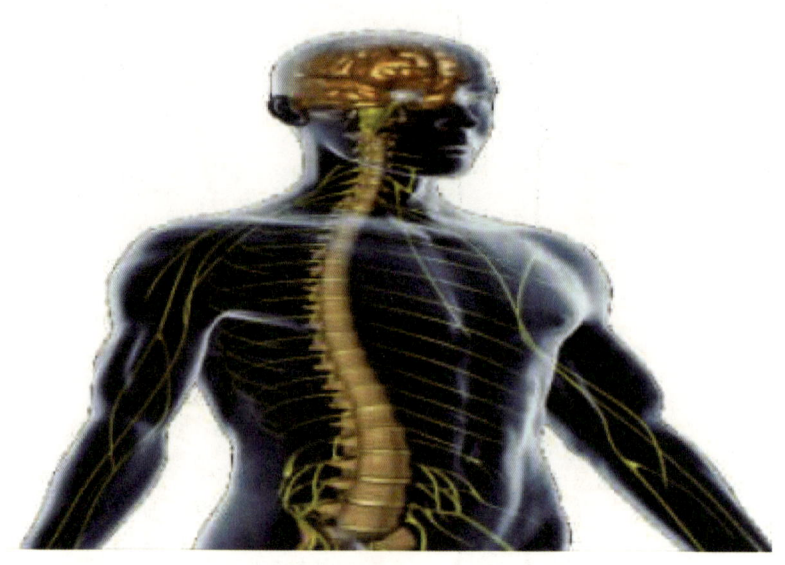

2. 教师告诉学生记住脊柱出现问题的原因。

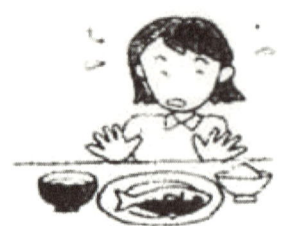

营养不平衡

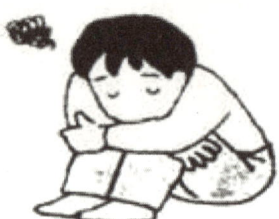

精神刺激

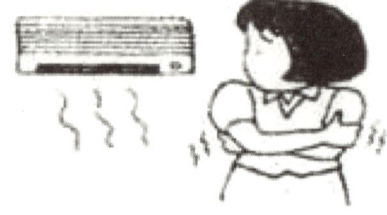

冷气、暖气造成的急剧温度变化

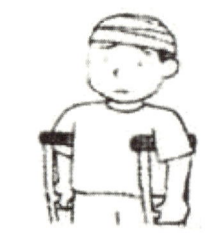

外部压迫——受伤、事故

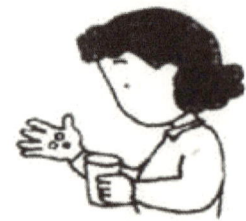

药物的副作用

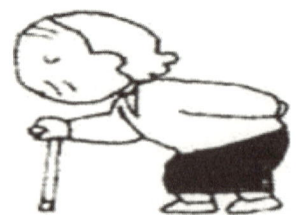

衰老

（三）课堂活动记忆力大比拼

1. 将本班同学分为四个大组，每组选一个代表起来回答问题。

2. 教师提问学过的知识，检查学生对知识的掌握情况。

3. 每组抢答、积分，得分最多的组获胜，可得到奖励。

（四）在学生积极抢答时教师抓拍精彩瞬间

(五)教师归纳影响脊柱侧弯的原因

1. 坐姿

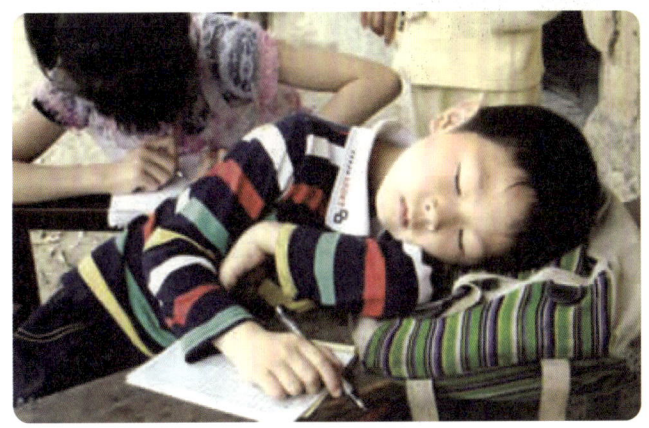

2. 站姿

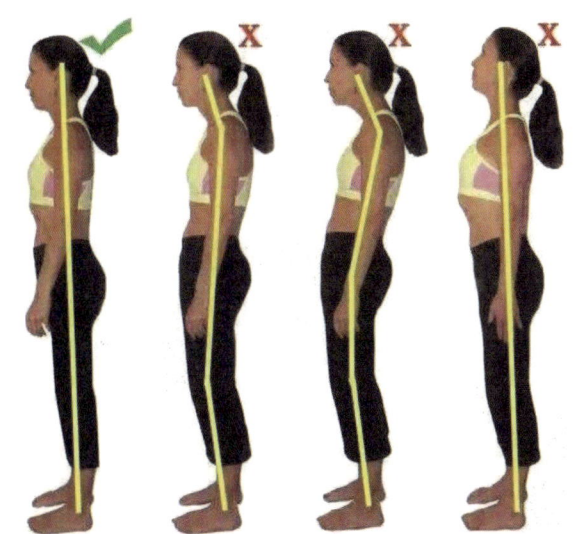

3. 睡姿

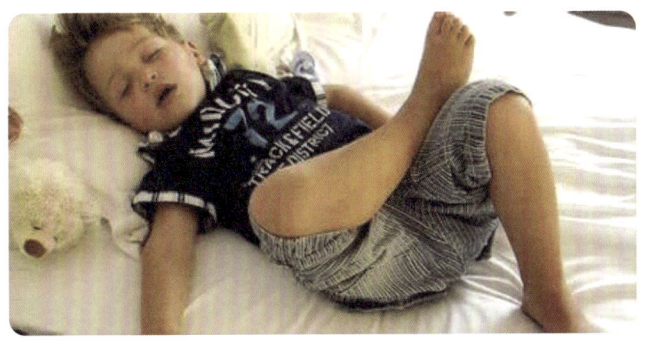

4. 跷腿

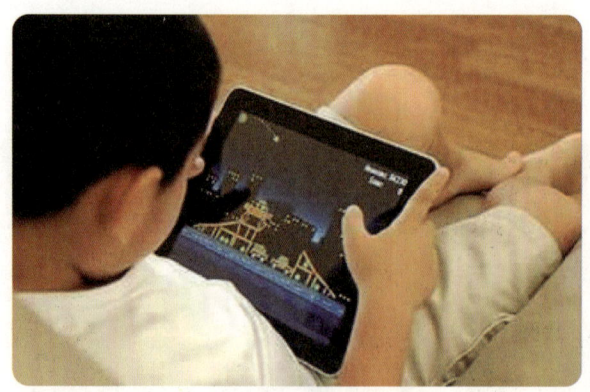

5. 书包

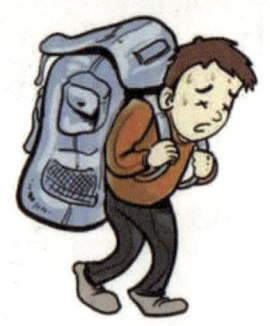

6. 鞋子

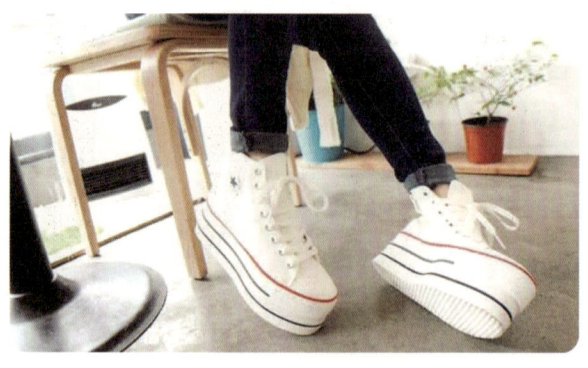

(六) 教师提问学生，是否了解脊柱出问题的征兆

师：同学们，你们现在低头看看自己的鞋底，有没有鞋后跟磨损不平？

通过问题引出几点征兆：

1. 鞋后跟磨损不平。

2. 身体向一边倾斜。

3. 脚在行走的时候脚尖的方向。

4. 不能十分舒适地进行深呼吸，甚至胸闷、胸前区疼痛。

5. 自己感觉胯不平，一侧高，一侧低。

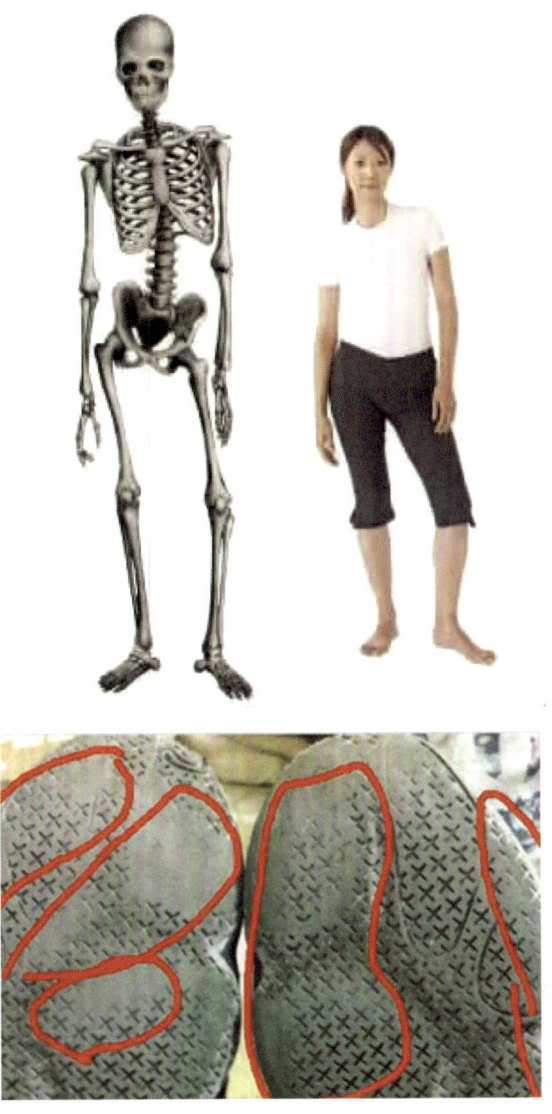

（七）师生互动

1. 教师找学生示范正确的站姿，端正的坐姿，提醒同学们养成好习惯。

2. 教师带领学生做拉伸运动。

3. 提醒同学做对称性的有氧运动。

（八）全班交流，教师总结，分享经验

 ★中医药文化进校园★ 国医学堂

第 6 课

中医的阴阳五行学说 课程设计

 一、活动目标

1. 了解盘古开天地的故事。
2. 学习中医的阴阳五行学说。
3. 加深对中医的学习兴趣。

 二、活动过程

（一）课前导入：盘古开天地的故事（展示图片并有感情地讲故事）

很久很久以前，天和地还没有分开，宇宙混沌一片。有个叫盘古的巨人，在这混沌之中，一直睡了一万八千年。有一天，盘古突然醒了。他见周围一片漆黑，就抡起大斧头，朝眼前的黑暗猛劈过去。

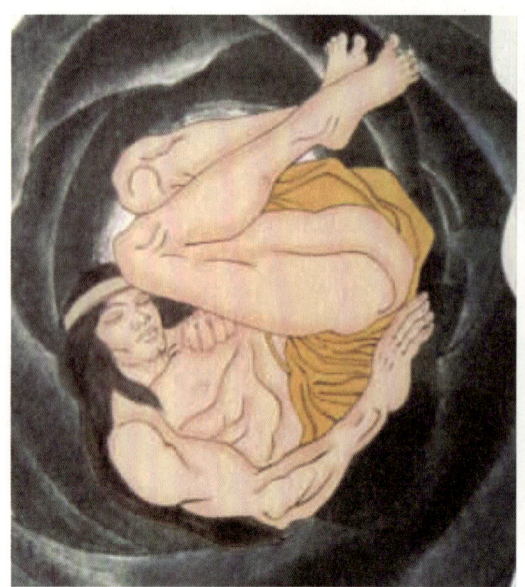
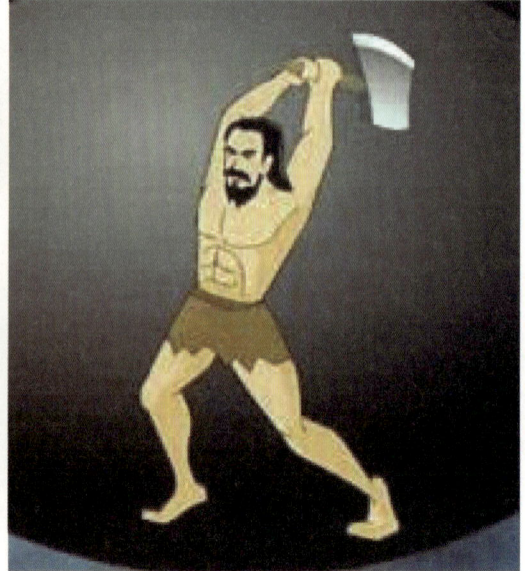

第 6 课　中医的阴阳五行学说 课程设计

只听一声巨响，混沌一片的东西渐渐分开了。阴阳产生，轻而清的东西，缓缓上升，变成了天；重而浊的东西，慢慢下降，变成了地。天和地分开以后，盘古怕它们还会合在一起，就头顶着天，用脚使劲蹬着地。天每天升高一丈，盘古也随着越长越高。这样不知过了多少年，天和地逐渐成形了。

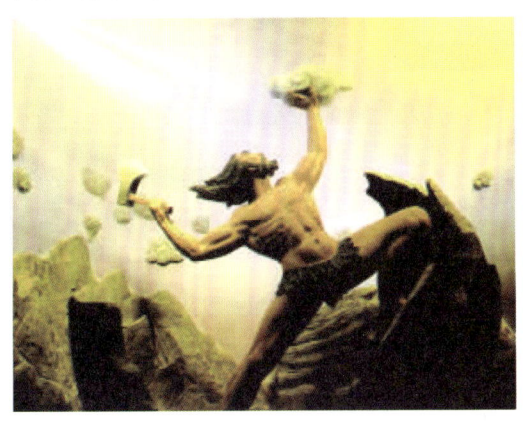 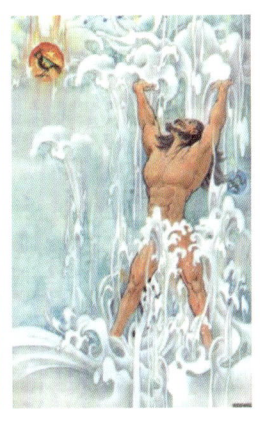 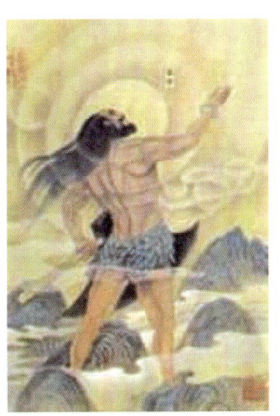

盘古累得倒下了，他的身体发生了巨大的变化。他呼出的气息，变成了四季的风和飘动的云；他发出的声音，化作了隆隆的雷声。他的双眼变成了太阳和月亮；他的四肢，变成了大地上的东、西、南、北四极；他的肌肤，变成了辽阔的大地；他的血液，变成了奔流不息的江河；他的汗，变成了滋润万物的雨露……

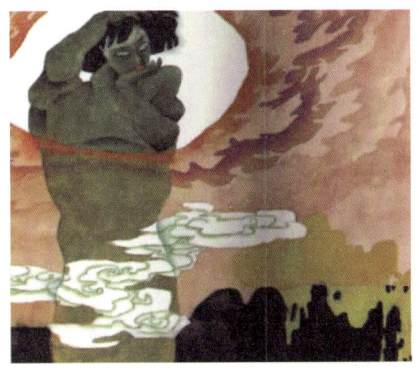

（二）师：太阳是盘古的眼睛变成的，向着太阳是阳，背着太阳就是阴。从此，世界上便有了阴和阳

1. 阴阳是化育生命的本源。

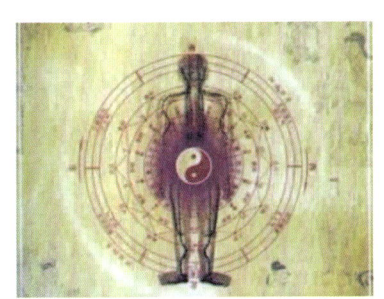

从中国哲学里面来讲，阴阳就是天地之道，万物之纲。它是说阴阳存在于大自然之中，是天地间最大的道理，最大的规律。大自然之所以有万紫千红、千姿百态的生命世界和各种事物，这些事物的产生和消亡过程，这些事物的变化过程，它的本源，它的父母，都是阴阳。

2. 阴与阳的划分。

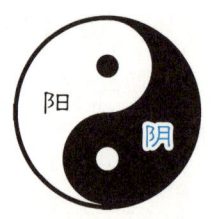

- 运动的
- 向上的
- 温暖的
- 乐观的
- 明亮的

- 静止的
- 向下的
- 寒冷的
- 悲观的
- 晦暗的

阴阳与健康

处在同一个级别的两个事物，或者说处在同一个级别相关联的两个事物，你才能区分阴阳。比如一个家庭，一男一女，男为阳，女为阴，这是可以的。两个同学，两个男同学，你不能说他们俩谁是阳谁是阴，你不能这样划分。你也不能说一个男人一只母鸡，谁是阳谁是阴，也不能这样划分，因为他们不是同一个级别的事物，所以这一点要特别注意。

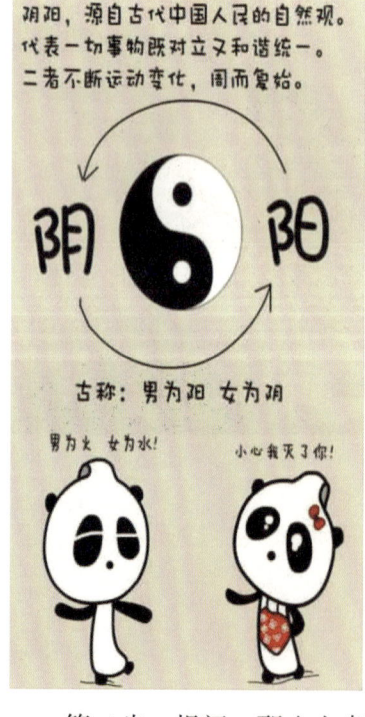

第一步，学习阴阳歌：

天为阳、地为阴；

日为阳、月为阴；

火为阳、水为阴；

男为阳、女为阴；

白天为阳、黑夜为阴；

上为阳、下为阴；

外为阳、内为阴；

动为阳、静为阴；

热为阳、寒为阴；

快为阳、慢为阴；

课桌面为阳、课桌底为阴；

水杯壳为阳、水杯芯为阴……

第二步，提问：那么人身体有阴阳吗？

回答：人体处处有阴阳，大家伸出手看一看，一个手背，一个手心。都说手心手背都是肉，颜色一样吗？结构一样吗？不一样，这就是阴阳打上的烙印。还可以举例：体表在外为阳、内脏在里为阴；胸部在上为阳、腹部在下为阴；位置高的心肺为阳、位置低的肝脾肾为阴；肺的呼为阳、吸为阴；心脏的舒张为阳、收缩为阴；人体精神状态的兴奋为阳、抑制为阴；清醒为阳、睡眠为阴……

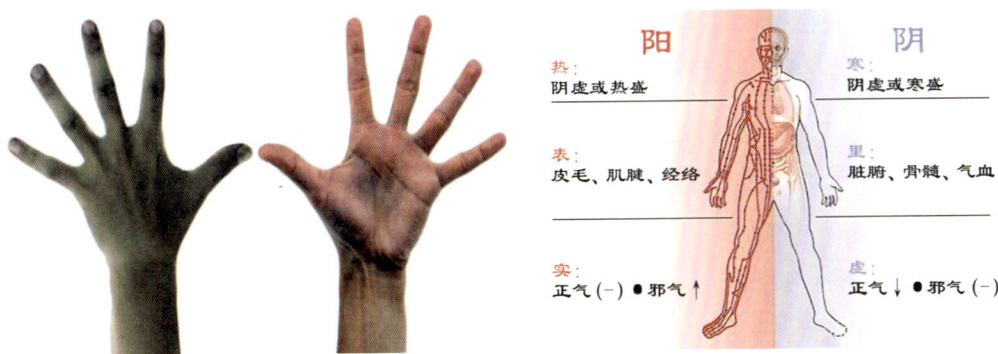

（三）师：我们提到阴阳总是会说阴阳五行，阴阳我们已经了解了，那么五行又是什么呢？

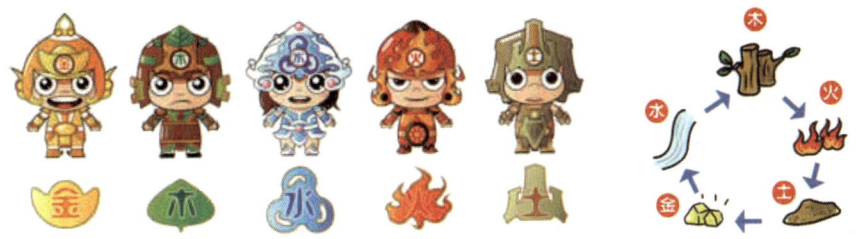

讲解：五行是指木、火、土、金、水五种物质的运动。中国古代人民在长期的生活和生产实践中认识到木、火、土、金、水是必不可少的最基本物质，世间一切事物都是由木、火、土、金、水这五种基本物质之间的运动变化生成的。这五种物质之间，存在着既相互滋生又相互制约的关系，在不断的相生相克运动中维持着动态的平衡。

（四）师：五行和我们身体内脏关系紧密，任何事物都不是孤立的、静止的，而是在不断的相生、相克的运动之中维持着协调平衡，这即是五行学说的基本含义。

自然界和人体的五行属性表

自然界						五行	人体						
五味	五色	五化	五气	五方	五季		五脏	五腑	五官	形体	情志	五声	五音
酸	青	生	风	东	春	木	肝	胆	目	筋	怒	呼	角
苦	赤	长	暑	南	夏	火	心	小肠	舌	脉	喜	笑	徵
甘	黄	化	湿	中	长夏	土	脾	胃	口	肉	思	歌	宫
辛	白	收	燥	西	秋	金	肺	大肠	鼻	皮毛	悲	哭	商
咸	黑	藏	寒	北	冬	水	肾	膀胱	耳	骨	恐	呻	羽

（五）师：五行是相生相克的哦！中医也是利用五行相生相克的属性来治病的，让我们一起来看一看吧！

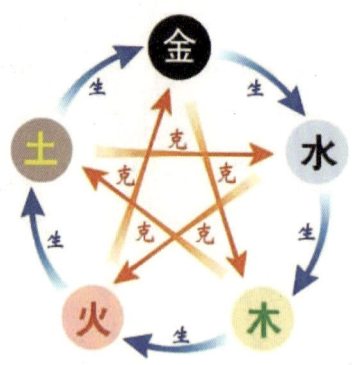 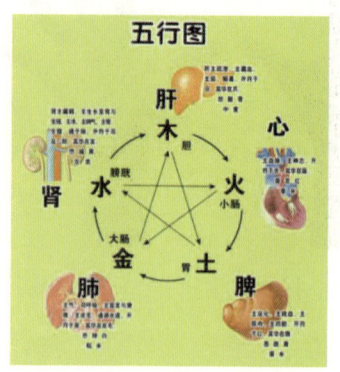

讲解：从五脏之间的相互制约来看，肺气清肃下降，可以抑制肝阳上亢，即金克木；肝气条达，可以疏泄脾土的郁滞，即木克土；脾的运化，可以避免肾水的泛滥，即土克水；肾水的滋润，能够防止心火的亢烈，即水克火；而心火的阳热，可以制约肺金清肃的太过，即火克金。

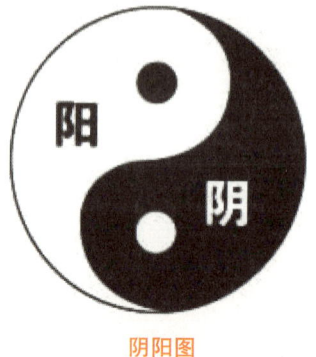 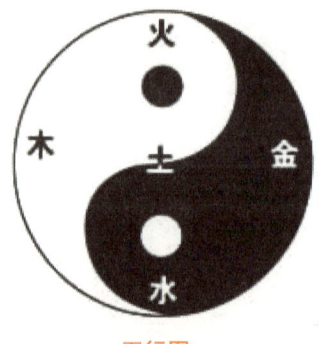

阴阳图　　　　　　　　五行图

（六）师：好了，这就是我们本节课的学习内容，你有哪些收获想和大家分享呢？看看谁能回忆出更多的本课知识点！出示图片。

学生回答。

（七）老师总结，下课。

中医脏腑学说 课程设计

 一、活动目标

1. 了解有关中医五脏六腑的女娲神话。

2. 了解五脏和六腑的组成与功能。

3. 对中医知识产生兴趣。

 二、活动过程

（一）课题引入，讲故事

师：同学们知道人是怎么产生的吗？老师这里有一个神话故事：传说啊，人类是天神女娲造出来的。展示图片。

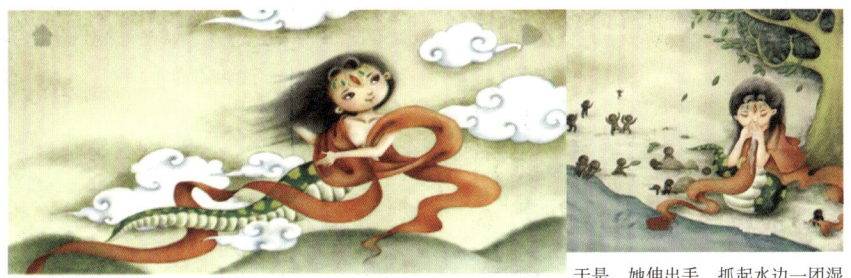

女娲是一位人身蛇尾的女神，也是华夏民族传说中的人类之母，盘古开天辟地以后，她在天地之间到处游玩儿，陶醉在美丽的大自然中。

于是，她伸出手，抓起水边一团湿润的泥土，按照自己的模样，捏出一个个非常有趣的小东西，又突发奇想地给他们加上了双腿。

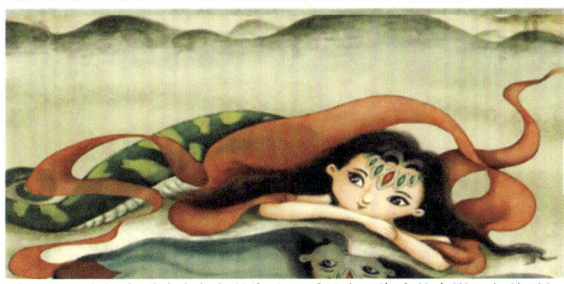

有一天，女娲来到波光粼粼的湖边，看见自己湖中的身影，忽然灵机一动：为什么不创造一些和我一样有智慧、有灵性的生物来呢？

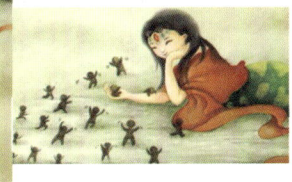

小东西们一着了地，马上就能跑了，围着她大声叫着："妈妈！妈妈！"女娲高兴极了，给他们取名叫"人"。

有一天，女娲坐在一个池塘旁边，茫然地面对池塘中自己的影子。忽然一片树叶飘落池中，静止的池水泛起了小小的涟漪，使她的影子也微微晃动起来。她感觉到世界是缺少一种像她一样的生物。

想到这儿，她马上用手在池边挖了些泥土，和上水，照着自己的影子捏了起来。捏着捏着，捏成了一个小的东西，模样与她差不多。捏好后往地上一放，居然活了起来。她满心欢喜，接着又捏了许多。并把这些小东西叫作"人"。

女娲想把世界变得热热闹闹，于是不停工作，捏了一个又一个。但是世界毕竟太大了，她工作了很久，捏出的小人分布在大地上仍然太稀少。于是顺手从附近折下一条藤蔓，伸入泥潭，沾上泥浆向地上挥洒。结果泥浆变成一个个小人，与用手捏成的模样相似，这一来速度就快多了。女娲在大地上造出许多人来，心中高兴，寂寞感一扫而空。她灵机一动：参照世上万物传宗接代的方法，又创造出男人，让这些小人男女配合，繁衍后代，人类就这样产生了。

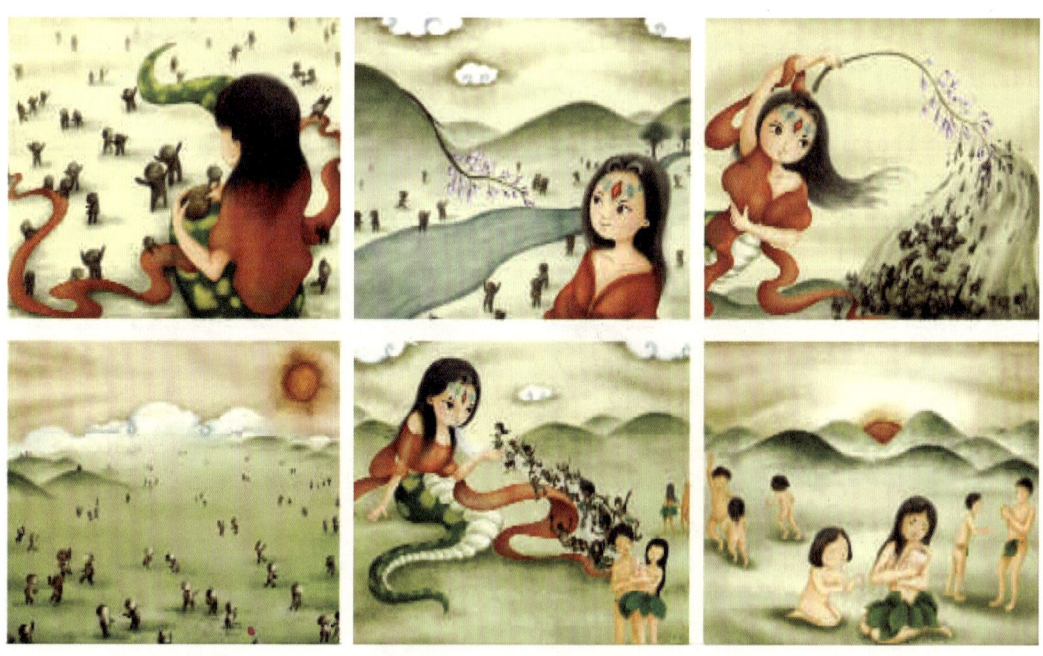

师：女娲造出了人类，虽然她的工具是泥水，但是我们都是有血有肉的人。中医里讲，支撑我们活下去的就是我们身体里的五脏六腑。今天，我们要学习的就是五脏六腑的知识。

展示图片，并讲解：人体器官分为五脏、六腑。"五脏"为心、肝、脾、肺、肾等，皆属阴。"六腑"为胆、胃、大肠、小肠、膀胱、三焦等，皆属阳。

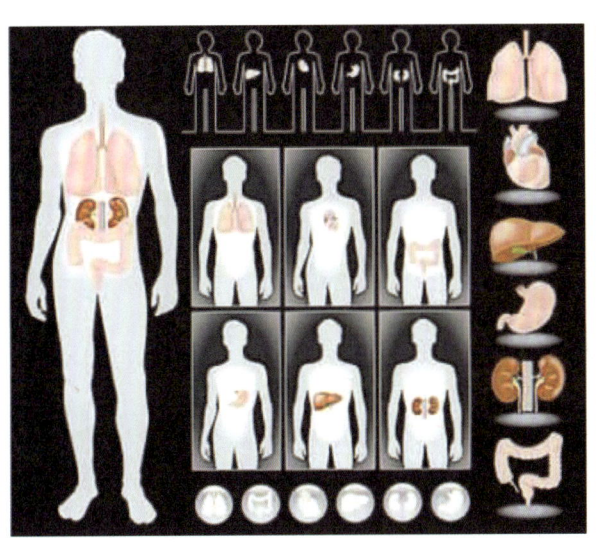
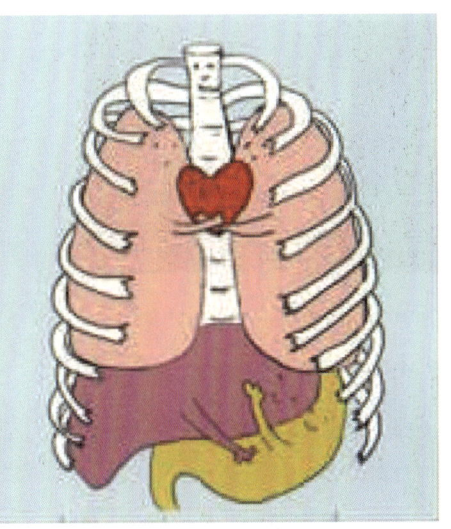

(二) 学习五脏的位置与功能

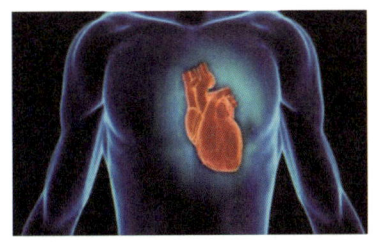

心位于胸腔偏左，膈膜之上，肺之下，上圆而下尖，形如莲蕊，外有心包卫护。心，在五行属火，为阳中之阳脏。心藏神志（主思维、意识、精神；主宰生命活动）。

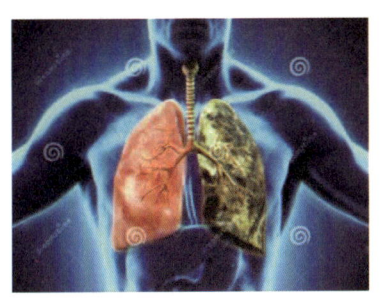

肺位居胸中，左右各一，呈分叶状，质疏松。肺，在五行属金。肺主气（主持、调节全身各脏腑之气），司呼吸（主呼吸之气）。肺主行水（宣发和肃降对体内水液输布、运行和排泄的疏通和调节）。肺朝百脉（全身血脉均汇总流经于肺，经过肺的呼吸进行呼吸交换）。肺主治节（辅助心脏治理调节全身气、血、津液及脏腑生理功能）。

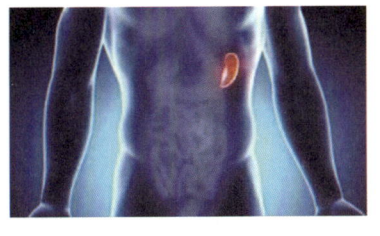

脾位于腹腔上部，膈膜之下，与胃以膜相连，"形如犬舌，状如鸡冠"。脾，在五行属土。脾主运化（对饮食物的消化吸收，对水液的吸收和转输，调节人体水液代谢）。

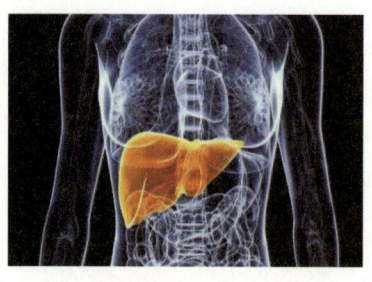

　　肝位于腹部，横膈之下，右胁下而偏左。肝，在五行属木。肝主疏泄（调畅气机、调节精神情志、促进消化吸收、维持气血运行、调节水液代谢、调节性与生殖）；肝主藏血（贮藏血液、调节血量），有"血海"之称。

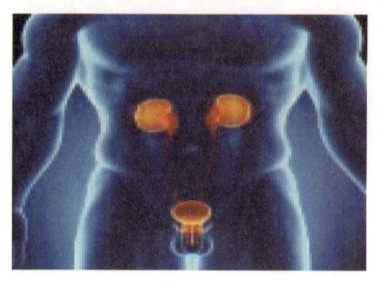

　　肾位于脊柱两侧，紧贴腹腔后壁，居腹膜后方。左肾上端平第11胸椎下缘，下端平第2腰椎下缘。右肾比左肾低半个椎体。肾，在五行属水。肾主藏精（贮存、封藏人身精气；促进生殖繁衍、促进生长发育、参与血液生成）；肾主水液（主持和调节人体水液代谢）。

（三）学习六腑的位置与功能

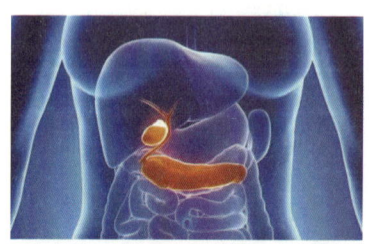

　　胆附于肝之短叶，与肝相连，呈中空的囊状器官。胆主贮存和排泄胆汁（促进食物的消化吸收）。胆主决断（判断事物，并作出决定）。
　　胆与肝相表里，五行属木。

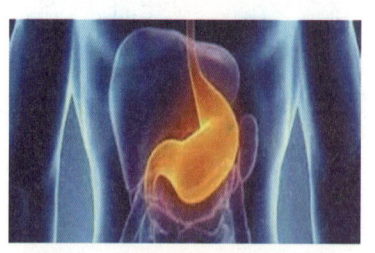

　　胃位于膈下，上接食管，下通小肠。胃的上口为贲门，下口为幽门，胃分为上、中、下三部分，即上脘、中脘、下脘，因此胃又称胃脘。
　　胃，与脾相表里，在五行属土。

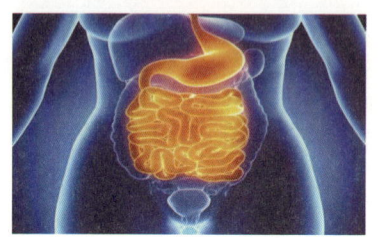

　　小肠位于腹中，上端通过幽门与胃相接，下端通过阑门与大肠相连，为中空的管状器官，呈迂曲回环叠积之状。
　　小肠，与心相表里，在五行属火。

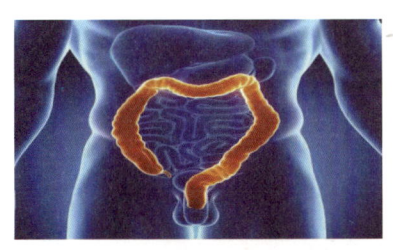

大肠位于腹腔，其上口通过阑门与小肠相连，下端与肛门相接，是一个管道器官，呈回环叠积之状。

大肠，与肺相表里，在五行属金。

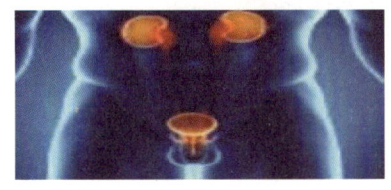

膀胱位于小腹部，为中空的囊状器官，上有输尿管与肾相通，下通过尿道开口于前阴。

膀胱，与肾相表里，在五行属水。

（四）五脏六腑和三焦

师：同学们知道吗？五脏六腑如果按区域划分可以分为三部分，三焦是上、中、下三焦的总称。其他脏腑器官均在其中，包括胸腔和腹腔。从部位上来划分，膈肌以上为上焦，包括心肺；膈肌以下脐以上为中焦，包括肝胆、脾胃等内脏；脐以下为下焦，包括肾、大肠、小肠、膀胱。

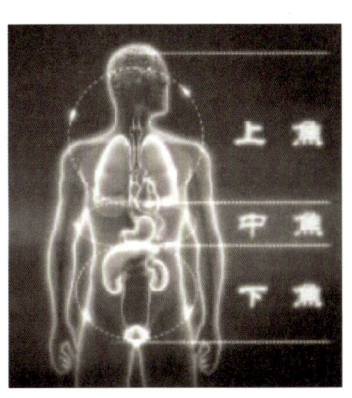

（五）五脏六腑和五行

师：中医认为五脏六腑和五行是息息相关的。人体是以五脏为中心，以六腑相配合，以气血精津液为物质基础，通过经络使脏与脏、脏与腑、腑与腑密切联系，外连五官九窍、四肢百骸，构成一个统一的有机整体。此即五脏一体观。五脏是人体生命的中心，与人体各组织器官和生命现象相联系。如胆、胃、小肠、大肠、膀胱、三焦等六腑，为五脏之表；脉、皮、肉、筋、骨五体，为五脏所主；面、毛、唇、爪、发五华，为五脏所荣；舌、鼻、口、目、耳及二阴五官九窍，为五脏所司；喜、忧、思、怒、恐五志，为五脏所生；神、魄、意、魂、志五神，为五脏所藏；汗、涕、泪、涎、唾五液，为五脏所化；等等。它们又与五脏一起分属于五行，并按照五行生克乘侮的规律而运动变化。五行系统的生克制化，亢害承制不是单向的、垂直的链，也不是首尾相衔的环，而是一种球状的网。

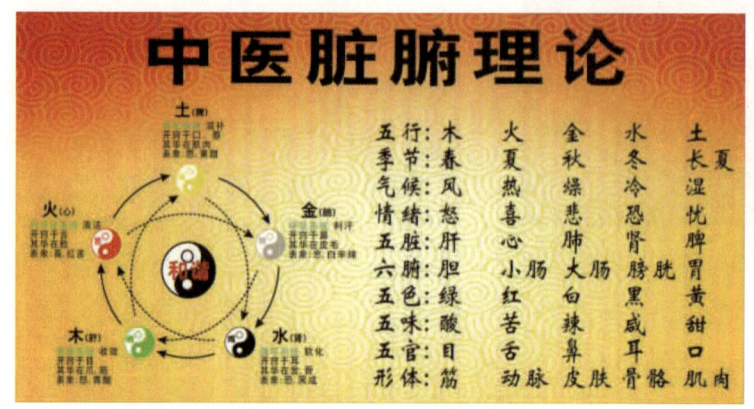

（六）游戏，认出图片上的器官，说出你记得的相关知识

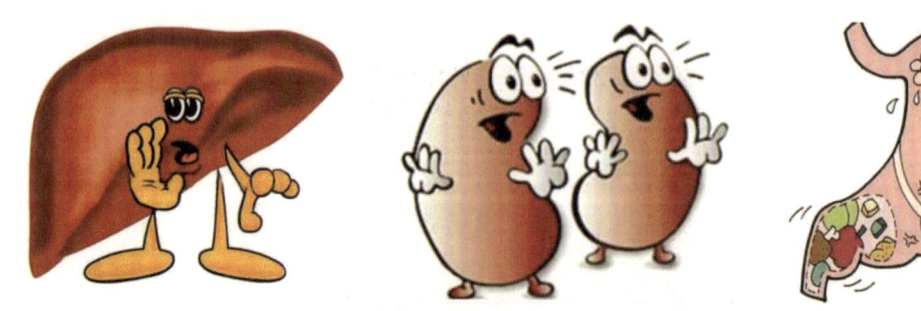

（七）老师总结，下课

辨识误区，弘扬国医 课程设计

一、活动目标

1. 通过学习中医知识，改变认知误区。

2. 弘扬中国传统文化，发扬国医。

3. 激发学生学习传统文化的兴趣与热情。

4. 培养学生提炼、总结、语言表达能力。

二、活动过程

（一）教师自我介绍

（二）教师浅谈中医文化，引入课堂主题

1. 师：同学们，你们是不是认为看病要找老中医，中医越老越值钱，因为老中医经验丰富，当然治病效果就好？

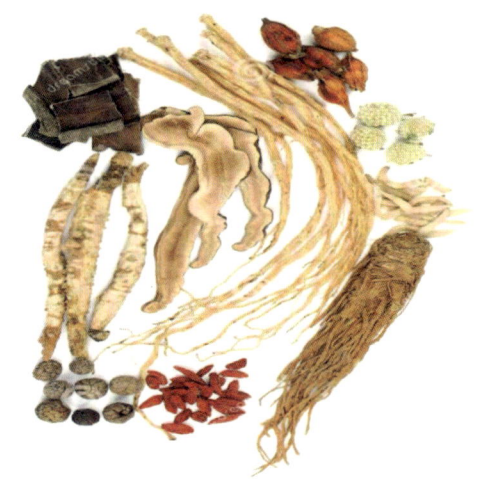
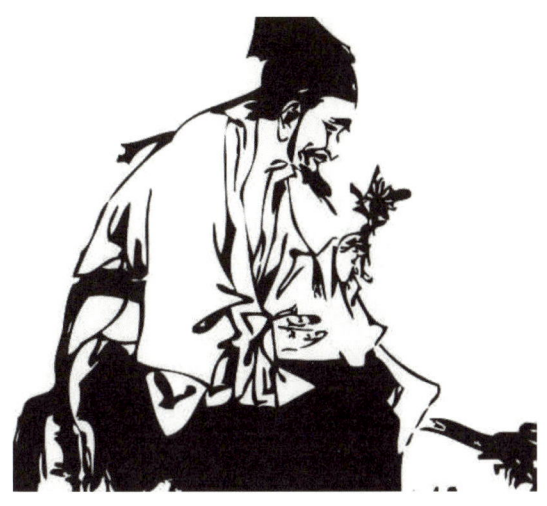

学生给出不同回答后，师：你们给出了不同的答案，显然有一方同学的观点是错误的，也就是我们常说的认知误区，我们本堂课的主题就是辨识误区，弘扬国医，我相信在本节课之后你们会对中医文化有进一步的理解。

（三）课堂活动分组讨论

1. 将本班同学分为五个小组，每个小组分配两个讨论话题，选出组长，讨论结束后代表组员发表意见。

2. 学生自己讨论十大误区，分别是：

(1) 误区一：中医是经验医学。

(2) 误区二：中医治本、西医治标。

(3) 误区三：看中医要找专科医生。

(4) 误区四：中药起效慢，只能治慢性病。

(5) 误区五：中药无副作用。

(6) 误区六：中药有毒。

(7) 误区七：药补不如食补。

(8) 误区八：孕产妇不能服中药。

(9) 误区九：儿童不适合服中药。

(10) 误区十：只在服中药时遵守饮食禁忌。

（四）在学生积极讨论时教师抓拍精彩瞬间

（五）师生互动，在教师的引领下，让同学们说出正确观点，教师补充

1. 组长发表观点。

2. 教师总结概括。

3. 教师点评，给出正确答案，并讲解。

4. 师：现在大家对中医知识有了更深刻的了解，希望你们能把所学的知识传递给家人朋友，让他们也能走出误区，正确看待中医文化。

（六）教师总结，致结束语

第 9 课　小学生的睡眠与健康 课程设计

小学生的睡眠与健康 课程设计

 一、课程目标

1. 了解我们的最佳睡眠时间，保证充足睡眠，健康生活。

2. 了解早睡的好处和晚睡的弊端，注意早睡早起，尽量避免晚睡。

3. 培养学生爱思考的能力和表达能力。

 二、课程活动的过程

（一）话题引入，师生互动

师：小朋友们，你们每天都几点睡觉呢？

同学们自由回答。

师：你们每天都睡多长时间呢？

同学们自由回答。

（二）根据小朋友的回答分组讨论早睡的好处和晚睡的弊端

1. 老师将5~6个学生分成一组，根据实际情况，分成n个组。

2. 学生讨论早睡的好处，每组派出一个学生代表，进行阐述。最后，老师总结补充。

3. 学生讨论晚睡的弊端，每组派出一个学生代表，进行阐述。最后，老师总结补充。

（三）老师总结学生的回答，归纳早睡的好处和晚睡的弊端

早睡的好处：

- 有益心脏
- 减缓压力
- 提高记忆力
- 免受疾病困扰
- 有助新陈代谢

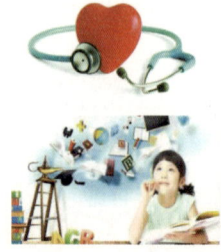
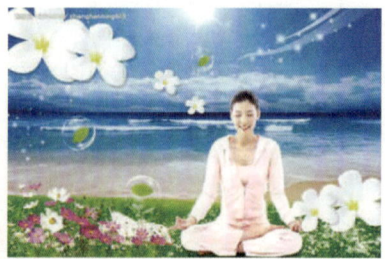

熬夜的弊端：
- 经常疲劳，免疫力下降
- 头痛
- 皮肤干燥
- 黑眼圈、眼袋

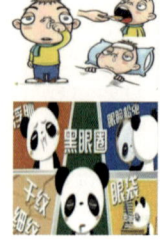
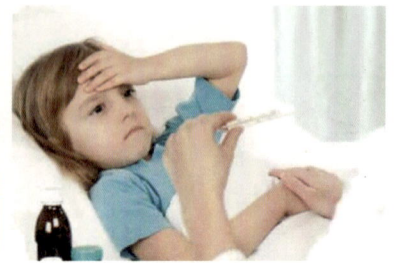

(四) 老师和同学一起制作健康睡眠表，鼓励学生早睡早起，健康生活

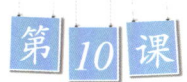

第10课　小学生的饮食与健康 课程设计

小学生的饮食与健康 课程设计

一、课程目标

1. 了解正确的饮食习惯，了解膳食的原则，如何健康又营养地吃好每一餐。

2. 了解甜食对我们的影响，合理食用甜食。

3. 了解生活中的垃圾食品。

4. 培养学生对生活的观察能力和思考能力，锻炼学生的表达能力。

二、课程活动的过程

（一）由生活的趣事引入话题，师生互动，引起同学的思考

师：小朋友们，我想让大家帮帮我，我的苦恼是面对很多的食物，老师都不知道每天该怎样吃，你们能告诉我吗？你们是怎样吃的呢？

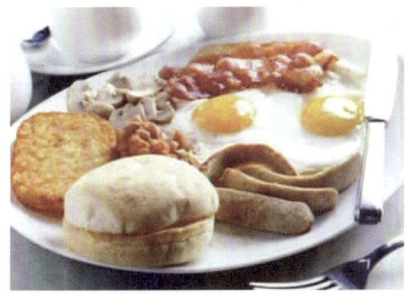
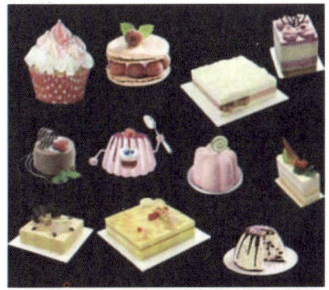
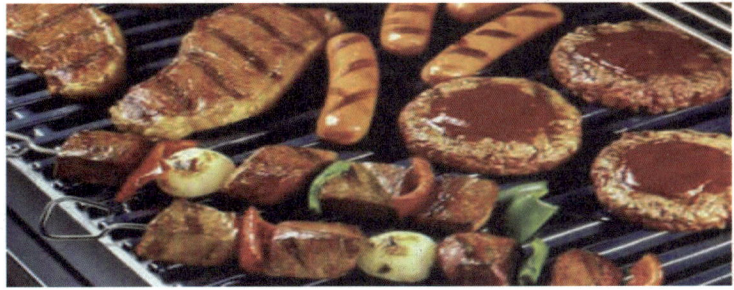

（二）分组讨论，我们的早饭、中午饭和晚饭，老师应该怎样吃才更合理，说出这样吃的好处

1. 老师将5~6个学生分成一组，根据实际情况，分成n个组。

2. 请每组同学派出一个代表，来报告他们觉得早饭、中午饭和晚饭应该如何吃，说出这样吃的好处。

（三）老师对学生的回答进行总结发言，讲述我们应该怎样正确饮食。着重讲述甜食我们应该怎样食用，以及生活中常见的六种垃圾食品以及它们的危害

1. 师：饮食是我们赖以生存的物质条件。我们应该吃好饭，好好吃饭。

营养早餐的最佳内容：

多吃：全麦面包、馒头、粥类、杂粮、豆浆、脱脂牛奶、鸡蛋、水果蔬菜。

少吃：油条、汉堡、蛋糕、饼干、薯条、火腿、方便面、碳酸饮料、汽水。

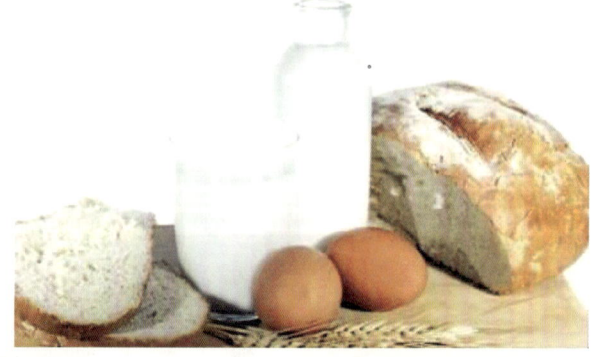

午餐是每天最重要的一餐。午餐的食物既要补偿上午的能量消耗，又要为下午的工作和学习做好必要的储备。

午餐所提供的能量应占全天总能量的50%。这些能量应来自足够的主食、适量的肉类、油脂和蔬菜。

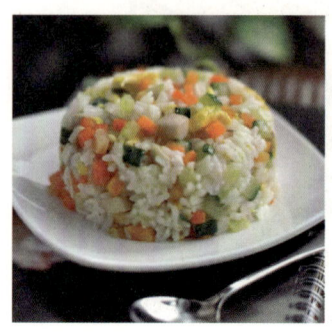 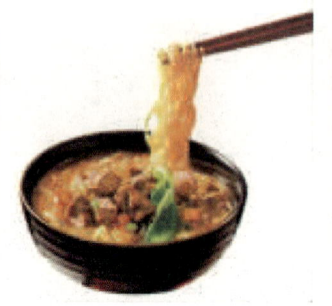 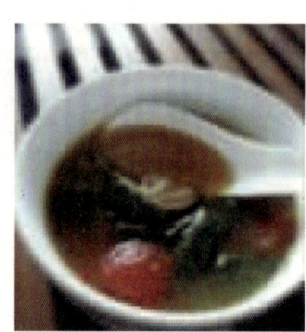

主食：馒头、米饭、面条。

三四份荤素搭配菜，汤。

适量的水果。

晚餐需要少而精，清淡，以蔬菜为主，减少脂肪、糖类的摄入量等，尽量吃低热量的事物。

主食：馒头、包子、软米饭。

三四份菜，汤，适量的水果。

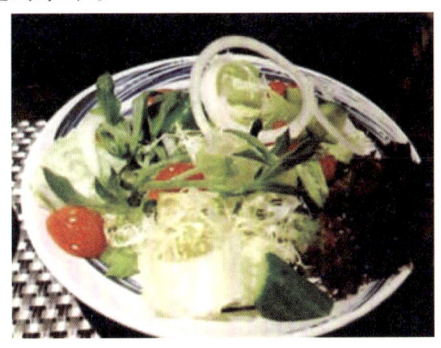

总而言之，我们的膳食指南是：

（1）食物多样，谷类为主；

（2）多吃蔬菜、水果和薯类；

（3）常吃奶类、豆类或其制品；

（4）经常吃适量的鱼、禽、蛋、瘦肉，少吃肥肉和荤油；

（5）食量和体力活动要平衡，保持适宜体重；

（6）吃清淡少盐的膳食；

（7）吃清洁卫生、不变质的食物。

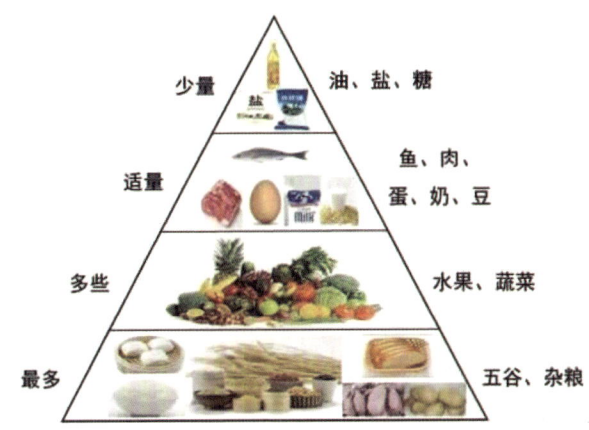

2. 讲述我们生活中有哪些甜食，以及过量食用甜食对我们身体的危害。

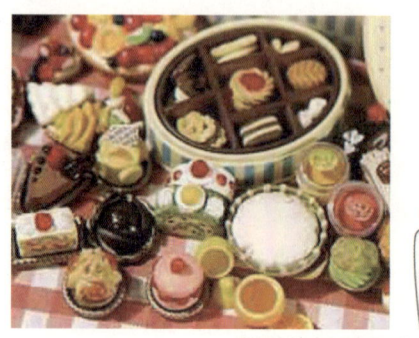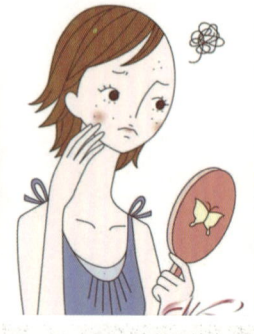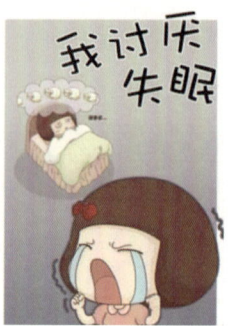

3. 讲述我们生活中的六大垃圾食品。

- 油炸类食品
- 腌制类食品
- 方便面类食品（主要指方便面和膨化食品）
- 加工类食品（主要指肉干、肉松、香肠）
- 汽水可乐类食品
- 烧烤类食品

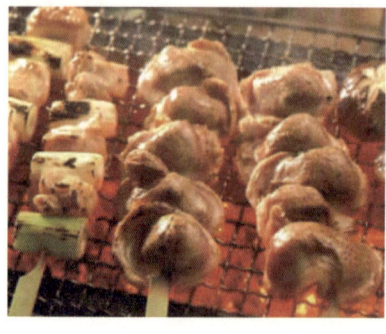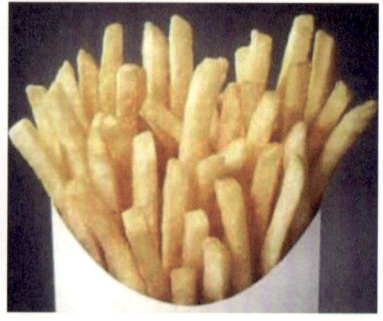

4. 讲述食品添加剂及其危害，以及什么是绿色食品，绿色食品的好处。

（三）回顾课堂内容，鼓励学生回家跟爸爸妈妈讲述今天的知识，做小小营养师

第 11 课　为什么穴位能治病 课程设计

为什么穴位能治病 课程设计

 一、活动目标

1. 了解什么是穴位，穴位的发展，什么是经络，以及穴位的分类。
2. 简单理解如何找穴不出错、穴位刺激等方面的知识。
3. 传承中医文化，弘扬传统文化。
4. 增强学生对新知识的理解掌握能力。

 二、活动过程

（一）话题引入

师：经络和穴位是人体的"随身御医"，如果我们掌握了经络和穴位知识，像头痛、鼻塞、腹胀、消化不良等这类小打小闹的不舒服症状，可以随时随地解决。

（二）教师配图讲述什么是穴位

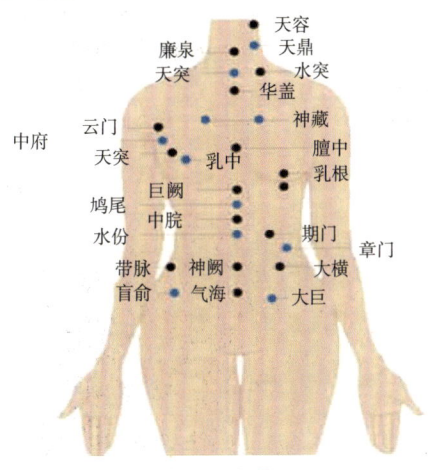

人体正面穴道图

043

穴位，是人们在长期的医疗实践中发现的治病部位，是人体脏腑、经络之气输注于体表的特殊部位。又称为腧穴，可以通过针灸或者推拿、点按、艾灸刺激，以治疗相应的疾病。

(三) 教师配合影视资料讲述穴位的发展

腧穴的发展和形成共分为3个阶段。

第一阶段：在远古时代，当人体某一部位或脏器发生疾病时，在疼痛部位砭刺、叩击、按摩、火灸时，发现可以减轻或消除不适的病症，这就是中医理论所说的"以痛为腧穴"。这是腧穴发展的第一阶段，无定位，无名称阶段。

第二阶段：其后，当人们对体表治疗的部位及其治疗作用积累了较多的经验时，发现有些穴位有固定的位置和所治疗的病症，并对穴位进行了定位和命名。这是腧穴发展的第二阶段，即定位和命名阶段。

第三阶段：随着穴位的治疗广泛运用，发现刺激某些穴位时，会沿着某种共同的路线放射传递，还能与脏腑相通，通过不断的归纳和总结，并形成了经络系统。这是腧穴发展的第三阶段，即定位、命名、归经阶段。

(四) 教师结合经络图讲述什么是经络

地球有经线和纬线，起到网织地球的作用。地球上的河流和湖泊，星罗棋布，滋养着山川树木，所以地球上的生命才能欣欣向荣。

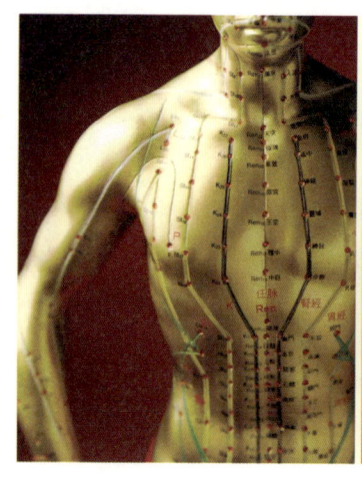
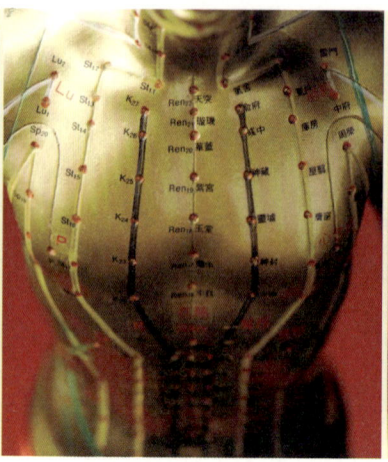
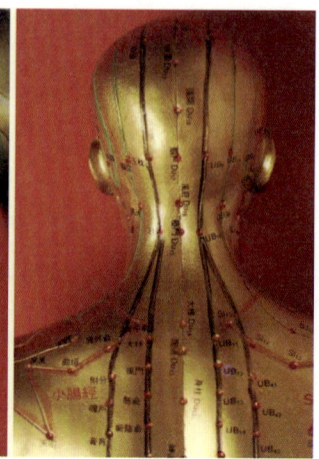

人体经络全图

人体也有纵行的经脉和联络经脉间的络脉，经脉和络脉相互交织，网络人体，构成人体的经络系统。

穴位分布于人体的各个部位，并运行着气血，如同地球上的河流和湖泊，像滋养山川树木一样，滋养人体的脏腑、肌肉、骨骼、筋脉。只有穴位里的气血充足，人的生命才能欣欣向荣。

（五）教师讲述穴位的分类

1. 十四经穴。分布在任脉、督脉和十二经脉上的穴位。

十二经包括手三阴经（手太阴肺经、手厥阴心包经、手少阴心经）、手三阳经（手阳明大肠经、手少阳三焦经、手太阳小肠经）、足三阳经（足阳明胃经、足少阳胆经、足太阳膀胱经）、足三阴经（足太阴脾经、足厥阴肝经、足少阴肾经），也称为"正经"。

2. 奇穴。有名称和固定位置，但不在十四经脉上的穴位，如太阳穴等。

3. 阿是穴。又称压痛点，没有固定位置和名称，随着某些疾病的出现而出现。

（六）师生互动：根据教师的描述，学生找到正确的穴位

1. 手指同身寸法。

在取穴时，都会用寸来做单位，如足三里，在外膝眼下3寸，那1寸有多长呢，是用尺子来量吗？人体的1寸不是用尺子量，而是用自己的手指来量。如何量呢？

1寸有两种取法：一是以单手大拇指的宽度为1寸；二是将中指关节弯曲，手指侧面两条纹路的纹头间距离为1寸。

3寸取法：食指、中指、无名指、小指并拢，以中指中节横纹的位置为标准，四指的宽度为3寸。

1.5寸：类似于3寸取法，食指和中指并拢，以中指中节横纹的位置为标准，中指和食指的宽度为1.5寸。

2. 骨度分寸法。

骨度分寸法，古称"骨度法"，即以骨节为主要标志测量周身各部的大小长短，并依其尺寸按比例折算为定穴标准。

部位	起止点	折量寸	度量法
头部	前发际至后发际	12寸	直
	前额两发角之间	9寸	横
	耳后两完骨（乳突）之间	9寸	横
胸腹部	天突至歧骨（胸剑联合）	9寸	直
	歧骨至脐中	8寸	直
	脐中至横骨上廉（耻骨联合上缘）	5寸	直
	两乳头之间	8寸	横
背腰部	大椎以下至尾骶	21椎	直
	两肩胛骨脊柱缘之间	6寸	横

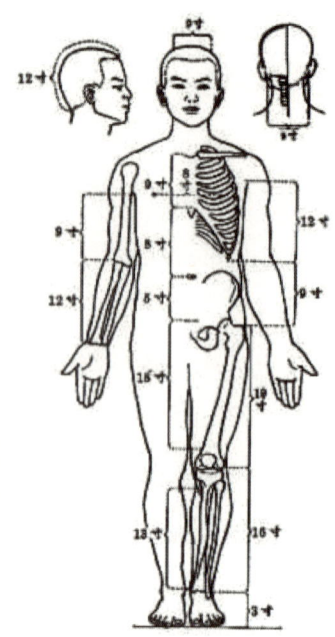

3. 简便取穴法。

简便取穴法是一种简便易行的取穴定位方法。

风市：如立正姿势，手臂自然下垂，中指指端在下肢所触及处为风市穴。

列缺：两手虎口自然平直交叉，一手食指压在另一手腕后高骨的上方，其食指指尖到达处为列缺穴。

合谷：一手的拇指指骨关节横纹，放在另一手拇、食指之间的指蹼缘上，当拇指尖下是穴。

百会：百会穴位于人体的头部，头顶正中心，可以通过两耳角直上连线与人体正中线交点取穴。

足三里：坐位或卧位，屈膝，用自己同侧手的掌心盖在膝关节髌骨上，四指向下伸直（食指紧靠在小腿胫骨前嵴外缘），中指尖所抵达处即是足三里。

4. 自然标志取穴法。

根据人体自然标志而取穴定位的方法称为"自然标志取穴法"。人体的自然标志有两种。一种是固定不移的标志，如五官、指甲、肚脐等，称为固定标志；二是取某种特殊的姿势才会出现的标志，如皮肤的皱襞、肌肉的凹陷、肌腱的暴露处等，称为活动标志。

自然标志取穴法常用的穴位有：迎香穴、神阙穴、后溪穴、膻中穴等。

这里要说明一点，手指同身寸法，所谓同身寸，就是指每个人的手指只能测量自己身上的穴位，不能用在其他人身上。如果高矮胖瘦和手指长短粗细差不多的人可以互用，否则，穴位会有偏差。

(七) 教师告诉学生什么是穴位刺激

运用针灸或按摩刺激穴位后，患者出现酸、麻、胀、重等感觉，称为得气。穴位得气后，治疗效果会显著。

(八) 教师发放学习卡片，让同学学到有关穴位的扩展知识

扩展穴位知识——穴位的补泻

中医讲究"虚则补之，实则泻之，不虚不实，法以平和"的原则。这些"补、泻、和"便与按摩的方向和力道有关。

方向补泻，补就是顺时针或顺着经脉运行方向施以按摩或针灸手法；泻就是逆时针或逆着经脉运行方向施以按摩或针灸手法。"一顺一逆"或"一逆一顺"为平补，多用于养生保健。

力度补泻：用力相对较大属于泻法，用力相对轻柔、较小，属于补法；用力适中则属于平补平泻法。

举个常见的病症，如胃胀不适，如果是吃多了引起消化不良，食物积在胃部，这属于实证，此时应行"泻"法。只需把手放到胃上，逆时针推揉胃部，即可缓解胃胀不适。

和法：如果平常要做脾胃的养生保健，可以对胃部先进行顺时针50圈的按摩，接着做逆时针50圈的按摩，这属于平补平泻的养生方法，可以提高脾胃的消化功能。

如果你掌握了这些，中医穴位治疗的"补、泻、和"理论，穴位的手法应用就变得简单易行了。

(九) 教师总结

第12课

常用穴位及所治疾病介绍 课程设计

 一、活动目标

1. 让学生了解常用穴位的基础常识。
2. 告诉学生穴位对应的能治疗的疾病。
3. 发扬中医传统文化。
4. 培养学生的交流、表达能力，合作能力。
5. 让学生知道人的身体要靠气血的滋养才能活动，才能抵抗疾病。气血的主要来源是食物，但是光吃好，食物不能好好消化，营养物质不能运到全身。就好像天上的雨水，落下来积存到山沟里，不能流通，浇不到庄稼就起不了滋养的作用。通过穴位刺激，可以使人体的气血通畅，让食物正常的消化、吸收，并运到全身，以达到提高免疫力、治疗疾病的作用。

 二、活动过程

（一）教师播放中医给病人扎针灸的视频，由此引出本节课的主题：穴位的治疗作用

穴位的治疗作用。

腧穴的治疗作用分为三方面，即近治作用、远治作用和特殊作用。

近治作用是指"腧穴所在、主治所在"，即腧穴均具有治疗其所在部位局部及邻近组织、器官病症的作用。如眼部周围的睛明、承泣、攒竹等均能治疗眼疾。

远治作用是指"经脉所过，主治所及"，即腧穴可以治疗远离的脏腑、器官的病症，如合谷不仅能治疗手部的局部疾病，还能治疗本经所经过的颈部和头面部疾病。

特殊作用是腧穴可专治某病，如膈腧可以治疗打嗝，天枢可以治疗便秘，胆囊穴治疗胆囊炎。

（二）分组合作，将学生分为九个小组，教师给学生发放学习卡片，学生自主学习常用穴位及所治疾病，让后选组长代表发言

常用穴位及所治疾病介绍。

《四总穴歌》"肚腹三里留，腰背委中求，头项寻列缺，面口合谷收"是穴位在临床治疗疾病的经验结晶，并早已在民间广为流传。意思是：胃肠不好，可按摩足三里穴；腰酸背痛，可按摩委中穴；头痛、项强可按摩列缺穴；面部、口部有病，可按摩合谷穴。

足三里：抗衰老特效穴

【定位】

外膝眼（犊鼻穴）下3寸，胫骨前嵴外一横指处。

【主治】

1. 近治作用：下肢疼痛。

2. 远治作用：胃痛，呕吐，噎膈，腹胀，腹泻，痢疾，便秘等胃肠诸疾。

3. 特殊作用：可以与人参、鹿茸相媲美的强壮保健要穴。胃经是人身上最多气多血的经络，而足三里是胃经上的重要穴位，刺激足三里，可激发全身的气血，增强消化功能，提高免疫力和延缓衰老。所以民间有句谚语：常灸足三里，胜吃老母鸡。

操作方法：以大拇指在足三里每分钟按压15~20次，每天按压5~10分钟，以有酸胀感、发热感为宜，坚持2~3个月，肠胃功能可以得到明显改善。

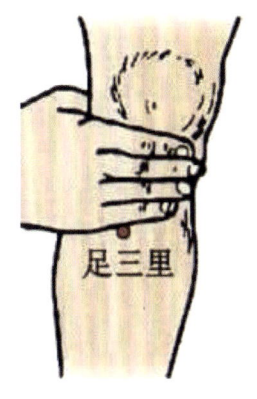
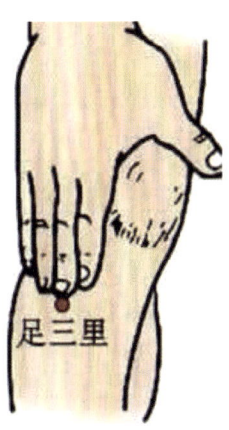

委中穴：腰背止痛委中求

【定位】

俯卧位，在腘横纹中点，两条绷起的大筋之间的凹陷中，按之酸痛明显处。

【主治】

1. 膝关节、小腿酸痛。

2. 腰背酸痛。

腰酸背痛、膝关节酸痛、小腿酸痛作为一种常见的亚健康形式，严重影响着人们的生活质量，尤其是老年人患腰背疼痛，更是痛苦难堪。委中穴是治疗腰背疼痛的要穴，发作时按摩一下委中穴，腰背疼的症状就会缓解。

操作方法：

（1）患者俯卧，治疗者用大拇指指腹点揉委中穴，力度要均匀、柔和，以有酸痛感为佳，一压一松为1次，连做10~20次。

（2）两手握空拳，用拳背有节奏地叩击该委中穴，连做20~40次。

（3）用两手拇指指端置于两侧委中穴处，顺、逆时针方向各揉10次。

（4）摩手至热，用两手掌面上下来回擦委中穴，连做30次。

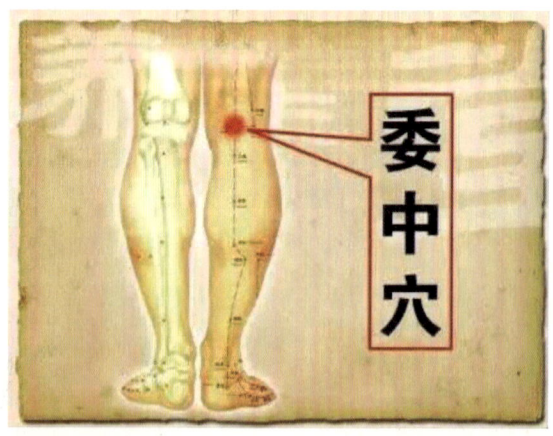

列缺穴：头颈疾病的克星

【定位】

桡骨茎突上方，腕横纹上1.5寸。简便取穴法：两手虎口自然平直交叉，一手食指按在另一手桡骨茎突上，指尖下凹陷中处是穴。

【主治】

1. 近治作用：手腕酸痛。

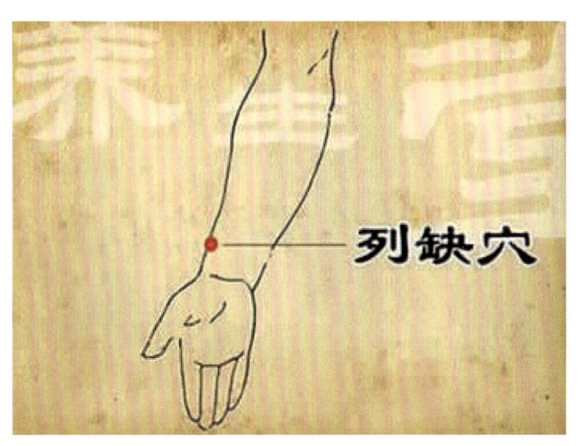

2. 远治作用：头痛、齿痛、项强、口眼歪斜等头项疾患。

现代人由于长时间坐在电脑前，或者看手机，久而久之容易得颈椎病，低头时会出现头晕眼花的症状。还有的人一起床，突然发现脖子不能转动了，而且痛得厉害，这就是发生了落枕。对于头颈部的疾病，列缺穴是一个很好的治疗穴位。《四总穴歌》说"头项寻列缺"，就是指头痛、头晕、颈项疼痛等不适，都可以找列缺穴来治疗。

操作方法：一手屈肘放于胸前，另一手拇指点按列缺穴。点按时，以局部有酸麻胀痛感为佳，力量要渗透，不能用蛮力，左右手可以交替各按2~3分钟，早晚一次。

合谷穴：易找好用的紧急救治要穴

【定位】

在手背，第一、第二掌骨间，当第二掌骨桡侧的中点处。或以一手的拇指指骨关节横纹，放在另一手拇、食指之间的指蹼缘上，当拇指尖下是穴。

【主治】

1. 发热、头痛、咽喉肿痛等感冒症状。

2. 目赤肿痛、鼻衄、齿痛、面肿、口眼㖞斜等头面不适。

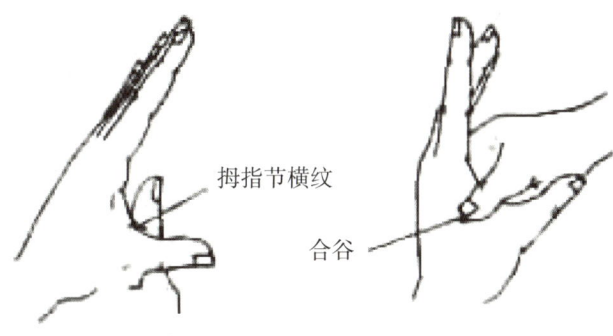

合谷穴取穴法

日常保健：轻微感冒，可以点按合谷穴100次，按压时以酸胀感为宜。按完后可以适当喝一杯温开水，以帮助发汗来治疗感冒。经常按压，对缓解过敏性鼻炎有很好的效果，同时可以缓解牙痛和头痛。

人中穴：中暑、昏厥的急救要穴

【定位】

位于鼻唇沟的上1/3与下2/3交界处。

【主治】

人中穴是一个重要的急救穴位。

1. 主治中暑、昏迷、中风。

操作方法：当人中风、中暑、中毒、过敏以及手术麻醉过程中出现昏迷、呼吸停止、血压下降、休克时，医者用食、中两指端置于拇指面，以增强拇指的指力，用拇指端按于唇沟的中上处顶推，行强刺激，可恢复人体正常的呼吸，并恢复身体供血。刺激以每分钟20~40次为宜，可使患者很快苏醒。刺激人中穴只是简单的急救手段，在实施的同时，立即联系医院做进一步抢救治疗。

2. 腰背痛。医者用食、中两指端置于拇指面，以增强拇指的指力，用拇指端按于唇沟的中上处顶推，行强刺激，并活动腰部。

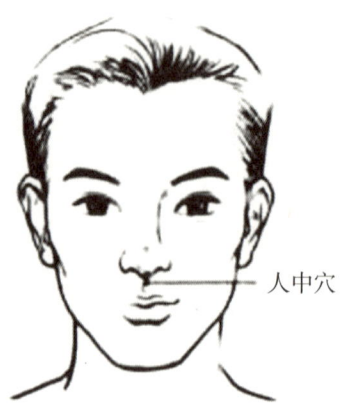

百会穴：紧急救治高血压危象

【定位】

当前、后发际连线中点向前1寸；或当头部正中线与两耳尖连线的交点处。

【主治】

中风失语、癫狂、鼻塞、头痛、眩晕、耳鸣、惊悸、失眠、健忘、腹泻等。

1. 高血压危象：高血压患者常在不良诱因的影响下，血压突然升高，进而出现头部眩晕、突然视物不清等症状，这就是医学上说的高血压危象。对高血压危象所产生的严重头痛，可用针刺百会穴使之出血来缓解。如果患者同时突发抽搐，可手掐合谷、人中穴以配合治疗。

2. 头痛。头痛时，可掐揉百会穴，改善患者脑组织中的含氧量及血流量，达到通络止痛的效果。

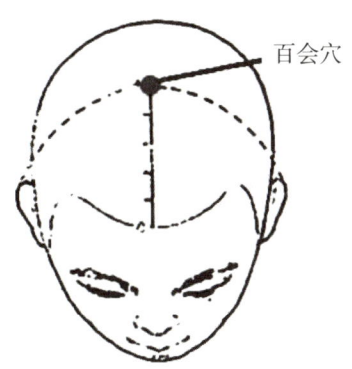

曲池穴：止痒、降压一按就灵

【定位】

在肘横纹外侧端，屈肘，当尺泽与肱骨外上髁连线中点。

【主治】

1. 荨麻疹：又称风疹，行泻法，强刺激曲池5分钟左右可止痒。

2. 高血压：早上6~10点，下午3~5点，让左臂微微弯曲，右手掌摊开，拍打左手肘的曲池穴，重复多次可以保持血压稳定。

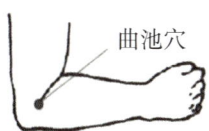

迎香穴：治疗鼻炎的第一要穴

【定位】

在鼻翼外缘中点旁开约0.5寸，当鼻唇沟中。

【主治】

1. 鼻塞：古人说，"不闻香臭取迎香"。感冒、鼻炎等病症经常引起鼻塞，给我们的学习和生活造成许多不便，特别是夜间鼻子堵了，会严重影响睡眠。但是我们通过按揉迎香穴，可以疏通鼻窍，改善鼻塞的症状。具体操作方法：左侧鼻塞时向右侧卧，再用双手食指指腹压住鼻翼两侧的迎香穴，1~2分钟就可以缓解鼻塞，按摩完后，可以喝一杯温水，效果更好。

2. 鼻出血：按压迎香穴和孔最穴，可引血归经，快速止血。具体方法：先用双手的拇指指腹按压在孔最穴上，再用右手拇指的指关节点按出血侧的迎香穴上，并保持面部上扬的姿势，1~2分钟内，鼻血即可止住。

3. 牙痛：牙痛多由内火上浮引起，点按迎香和颊车穴可以缓解牙痛。方法如下：以拇指和食指点按在痛侧的迎香穴和颊车穴，共50次。

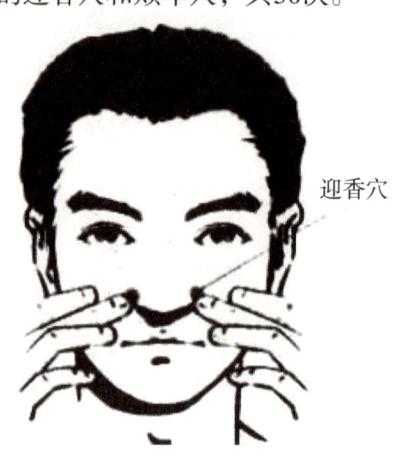

后溪穴：缓解急性腰痛立竿见影

【定位】

微握拳，第5指掌关节后尺侧的远侧掌横纹头赤白肉际处。

【主治】

1. 急性腰痛。有时突然扭伤腰部，或者不小心闪了腰，或者夜间腰部受凉，都会引起腰部急性疼痛，痛的时候，不能翻身，不能直腰，非常痛苦。

操作方法：如果出现这种情况，可以微握拳，在小指末节后的远侧掌横纹头赤白肉际处，就是我们要用的后溪穴，用力掐按这个穴位，并慢慢活动腰部。刚开始比较艰难，一会就会发现，腰可以动了，而且疼痛减轻了。掐按的时候力度要适当，且酸胀感明显，注意不要掐破皮肤。平时腰部不舒服，可以按这个穴位，早晚一次，每次1~2分钟，左右手交替。

2. 落枕。后溪穴可以通督脉，也可以缓解头项疼痛，还有肩部、上肢的疼痛。

操作方法：点按方法同上，配合活动疼痛部位。

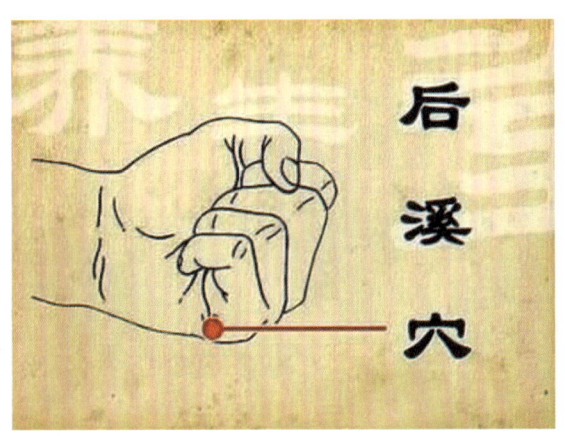

攒竹穴：制止呃逆，立竿见影

【定位】

眉头凹陷中，内眼角上方。

【主治】

1. 打嗝：打嗝在中医里称为呃逆，是在吃得过饱，或吃凉的食物后常会引起打嗝的现象。如果出现打嗝不止的情况，我们该怎么处理呢？我们要立即按压位于内眼角上方，眉头凹陷中的攒竹穴，酸痛有度，打嗝多能缓解。

2. 眼部疾病。这是穴位的近治作用，可以治疗近视、眼胀、视物不清、流泪。如果眼睛感染引起结膜炎了，我们可以攒竹穴放血，炎症很快会消退。

攒竹穴按压方法：正坐，抬起双手，用拇指或食指指腹点揉，每天早晚一次，每次3~5分钟。

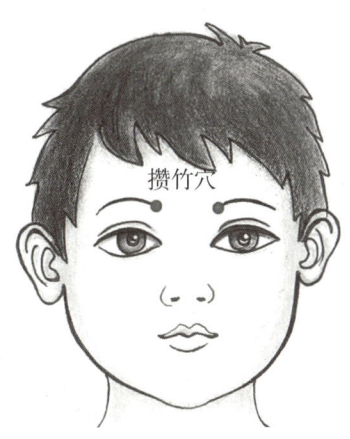

（三）教师总结，致结束语

近视眼的预防 课程设计

 一、活动目标

1. 通过学习本堂课内容了解眼睛的结构、用途、眼睛会得哪些疾病以及近视眼该如何预防。

2. 提醒学生养成良好的日常行为规范。

4. 告诉学生眼睛的重要性。

5. 培养学生总结概括能力。

 二、活动过程

（一）师生相互介绍，初步熟悉

（二）教师用视频资料介绍眼睛结构

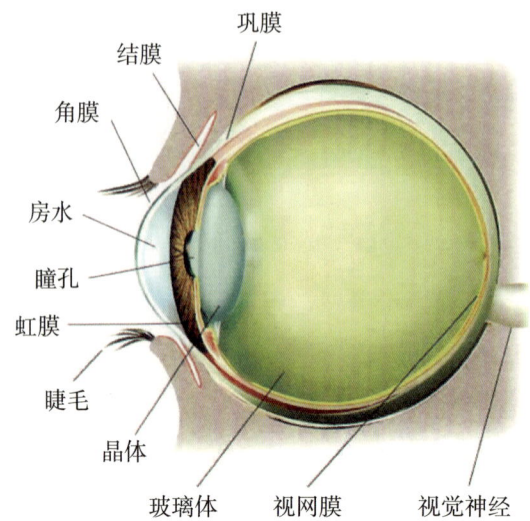

师：通过观看视频短片，我相信同学们已经对眼球结构有了一定的了解。

（三）师生互动

1. 让同学们说一说他们所知道的眼睛的用途有哪些？

2. 教师整理概括。

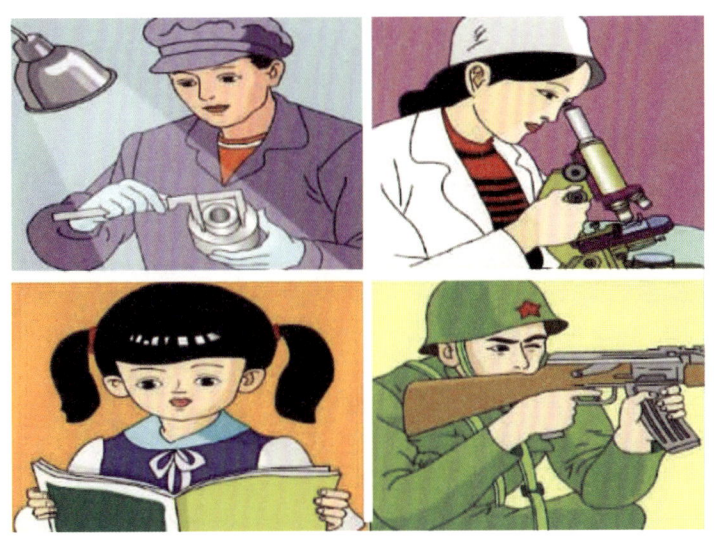

3. 师：那同学们知不知道眼睛会得哪些疾病？

（四）趣味活动

1. 闭上眼睛写字。

2. 教师提问：如果眼睛看不见会给我们的生活带来哪些不方便？

（五）教师介绍眼睛会得哪些病，以及近视和远视

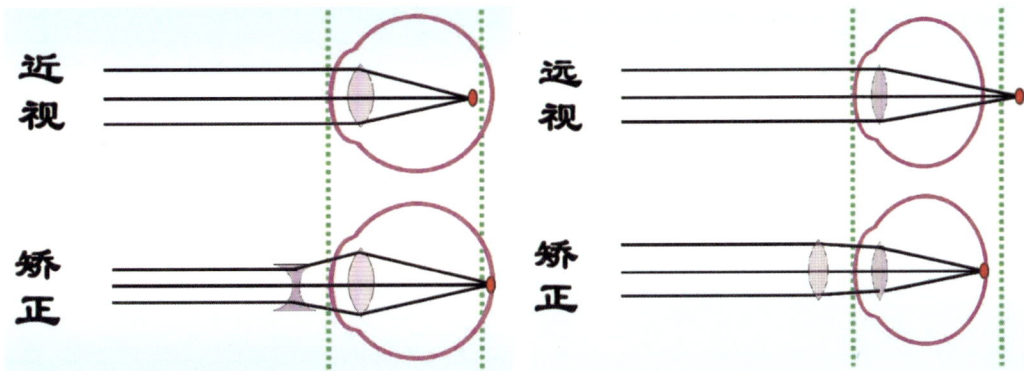

1. 教师讲述后，学生如有问题可以提问。

2. 教师点评，给出正确答案，并讲解。

（六）教师给出如何预防近视的方法

1. 坐姿端正。

2. 杜绝在不良环境下学习。

3. 不要过劳，坚持锻炼。

4. 坚持做眼保健操及体育锻炼。

5. 教师讲述其他眼病的预防。

（七）教师总结

常见的中药剂型 课程设计

 一、活动目标

1. 让学生了解常见的中药剂型都有哪些以及中药剂型的特点。

2. 培养学生分类整合能力。

3. 培养学生团结协作和语言表达能力。

 二、活动过程

（一）趣味引入主题

1. 教师可以在讲台前摆出几种中药剂型。

2. 问学生它们有什么区别。

3. 让学生尝试简单分类。

4. 教师导入本堂课主题。

（二）教师讲解

剂型是原料药经加工制成适合于医疗或预防应用的形式。特点是：

（1）发挥最佳疗效。

（2）减少毒副作用。

（3）便于贮藏和运输。

（三）学生分组，自主学习

1. 将学生分为六组。

2. 每组分发学习卡片，自主学习六类剂型。

（1）汤剂

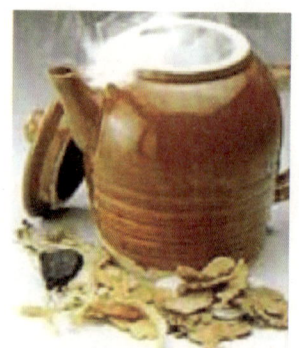

（2）丸剂

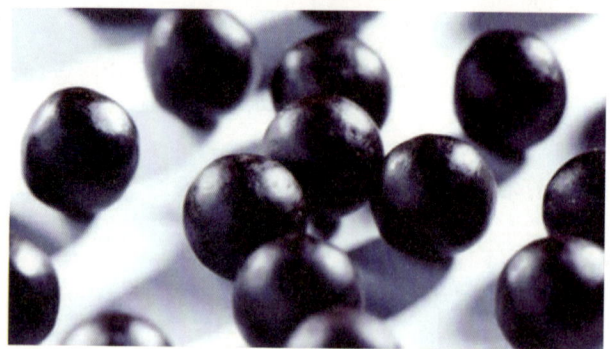

（3）散剂

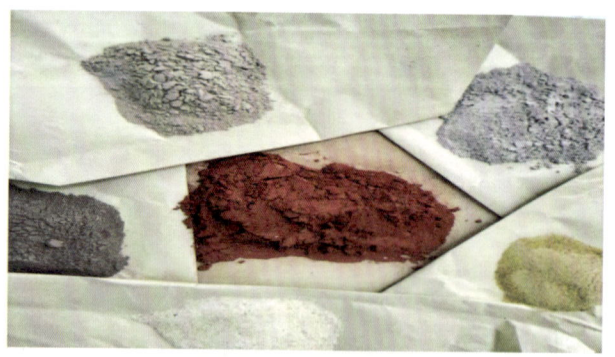

（4）膏剂

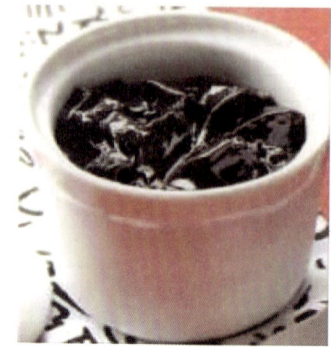

（5）丹剂

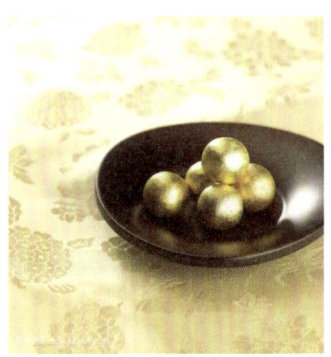

（6）酒剂

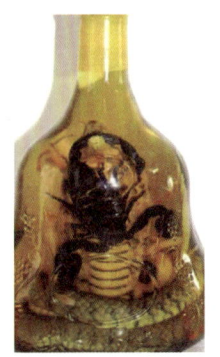

(四) 师生互动

师：回去问一下自己的爷爷奶奶、外公外婆，并判断一下他们能否喝药酒？你们可以喝药酒吗？

(五) 教师总结

针灸疗法 课程设计

 一、活动目标

1. 让学生简单了解针灸疗法、针刺器具，以及常见灸法。
2. 复习前期所学经络图。
3. 培养学生团结协作和语言表达能力以及对所学知识的运用能力。
4. 增强学生记忆力。

 二、活动过程

(一) 趣味引入主题

1. 教师用PPT展现针法与灸法的图片。
2. 问学生是否对针灸有所了解。
3. 问学生是否接触过针灸疗法。
4. 教师导入本堂课主题。

(二) 教师讲解

针灸是针法和灸法的总称，针法是指在中医理论的指导下把针具按照一定角度刺入患者体内，运用捻转与提插等针刺手法来对人体特定部位进行刺激从而达到治疗疾病的目的；灸法是以预制的灸炷或灸草在体表一定的穴位上烧灼、熏熨，利用热的刺激来预防和治疗疾病。

师：无论针法与灸法，都是以某种物质作为载体来刺激身体的穴位。这样的物质有很多，大家想一下刺激穴位的物质可以是哪些呢？

第15课 针灸疗法 课程设计

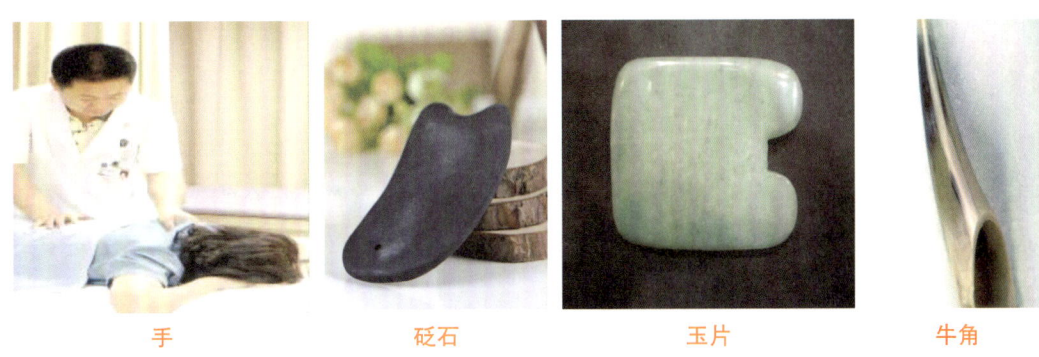

手　　　　　砭石　　　　　玉片　　　　　牛角

(三) 回顾之前所学内容

1. 教师给出经络、穴位图，问学生是否记得图中展示的是什么？

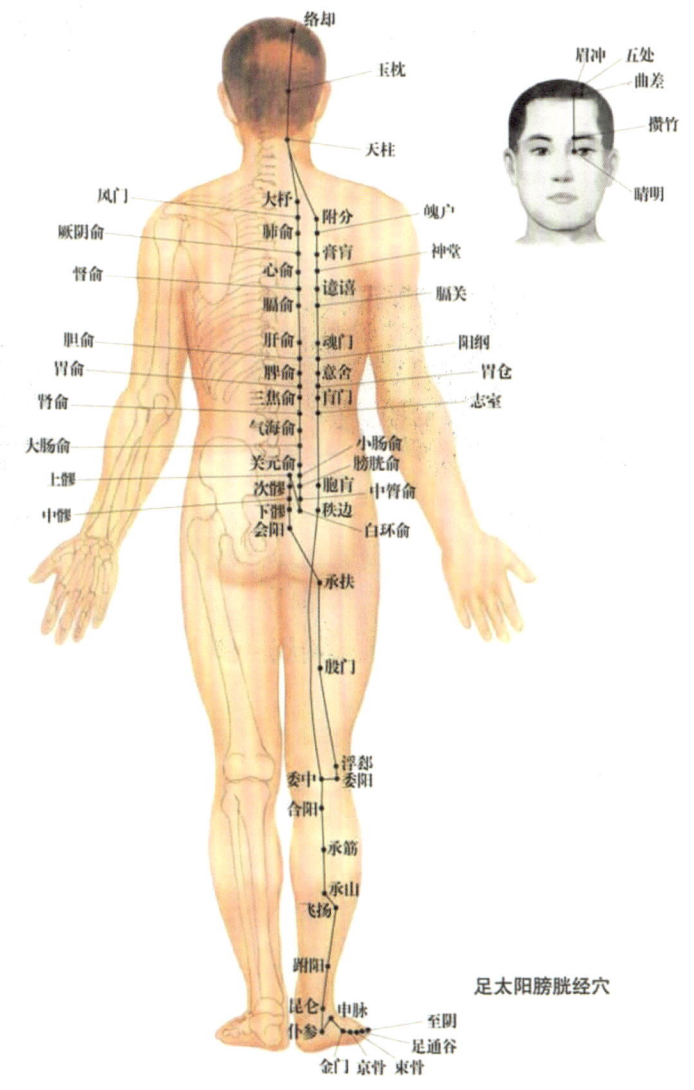

足太阳膀胱经穴

063

2.学生回答后教师给出正确答案,并作简要说明。

(四) 师生互动

1.教师拿出事先准备好的教具——针刺器具,给同学们进行介绍,然后介绍不同的针具,不同的位置,不同的刺法,如三棱针刺法、皮内针刺法、火针刺法、芒针刺法、电针刺法、温针疗法、埋线疗法、梅花针疗法、金针疗法、耳针疗法、腕踝针法、头针法、眼针法,等等。

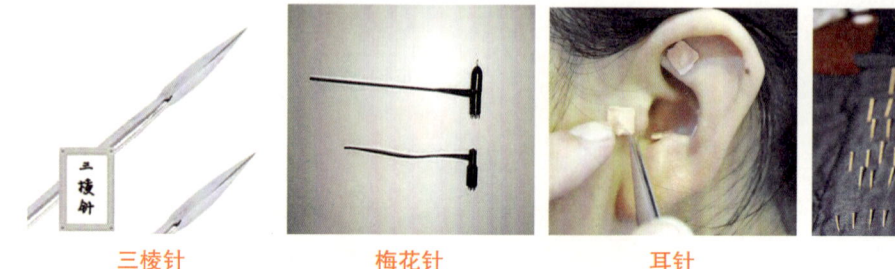

三棱针　　　　　梅花针　　　　　耳针　　　　　金针

2.教师讲述何为灸法。艾柱灸:将艾炷放在腧穴上施灸的方法,可分为直接灸和间接灸。

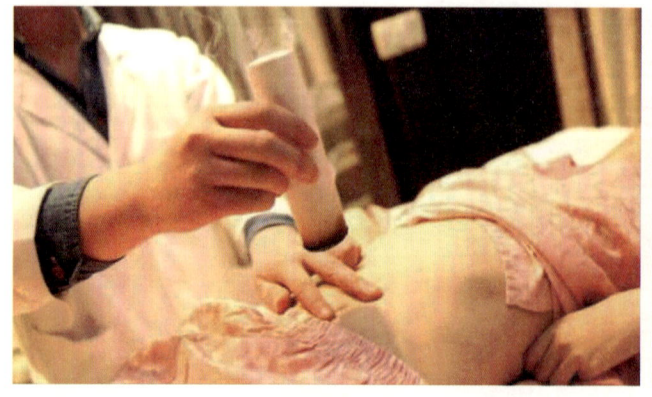 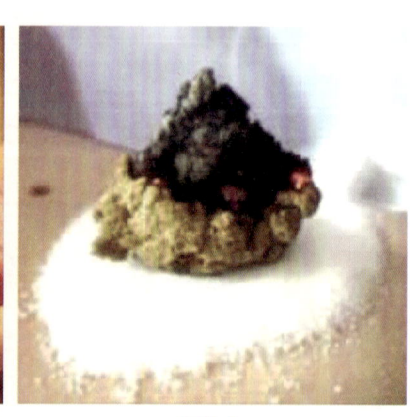

直接灸　　　　　　　　　　　　　间接灸

3.教师为学生补充讲解温针灸和拔罐治疗。
4.学生就本堂课所学内容进行提问,教师解答。

(五) 教师总结

《健身槌歌》

你敲一，我敲一，经络敲打颈肩起，
颈椎不适寻大椎，项背疼痛肩井宜；
你敲二，我敲二，诸阳聚会天灵盖，
百会轻叩二十次，脑后风池各十下；
你敲三，我敲三，督脉上下要贯穿，
至阳命门腰阳关，脊柱健康乐安然；
你敲四，我敲四，四开手足岐骨间，
合谷善清大肠热，太冲疏肝美容颜；
你敲五，我敲五，消化不良要敲腹，
脐周快打顺时针，便秘当敲带脉属；
你敲六，我敲六，槌打膝盖分左右，
膝下四指足三里，强身健体益长寿；
你敲七，我敲七，下肢内侧太阴脾，
补气养血通小便，踝上四指三阴聚；
你敲八，我敲八，足底涌泉敲敲他，
足少阴肾起始穴，开窍安神助眠佳；
你敲九，我敲九，敲通胆经不发愁，
口苦心烦胁肋痛，槌打阳陵一并除；
你敲十，我敲十，起立疏通足太阳，
驱寒除湿利膀胱，一身轻松保健康。

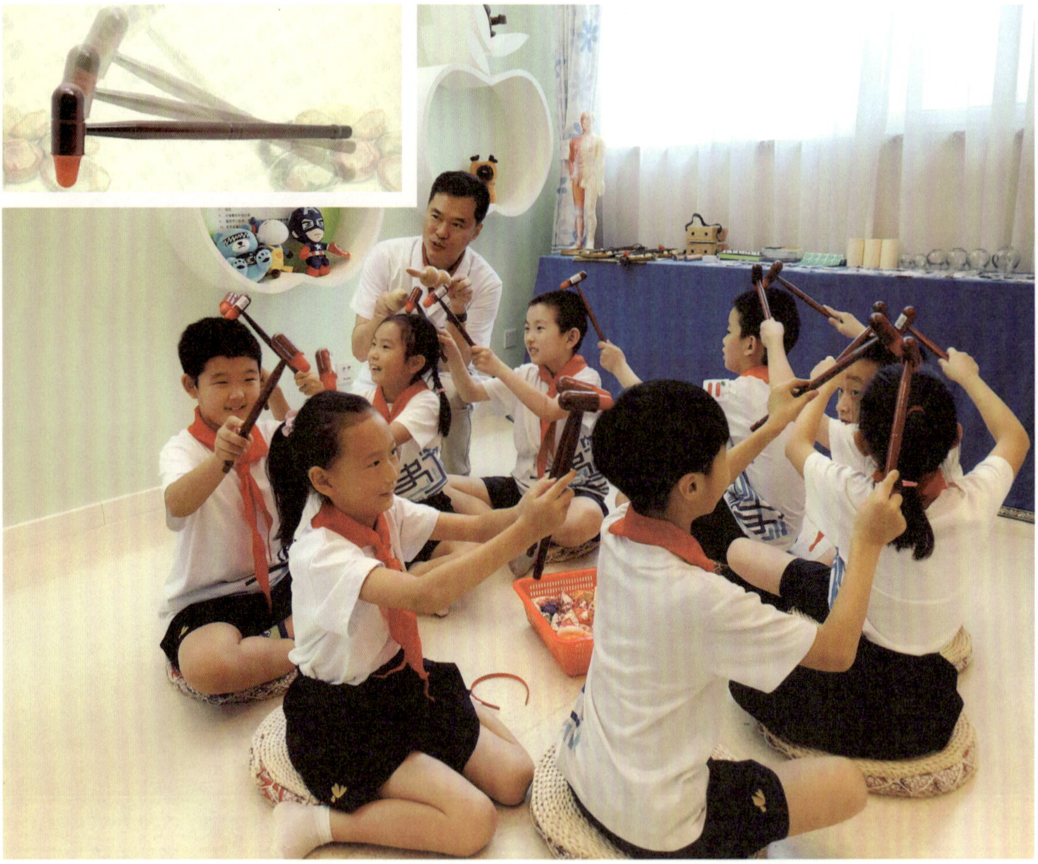

★中医药文化进校园★ 国医学堂

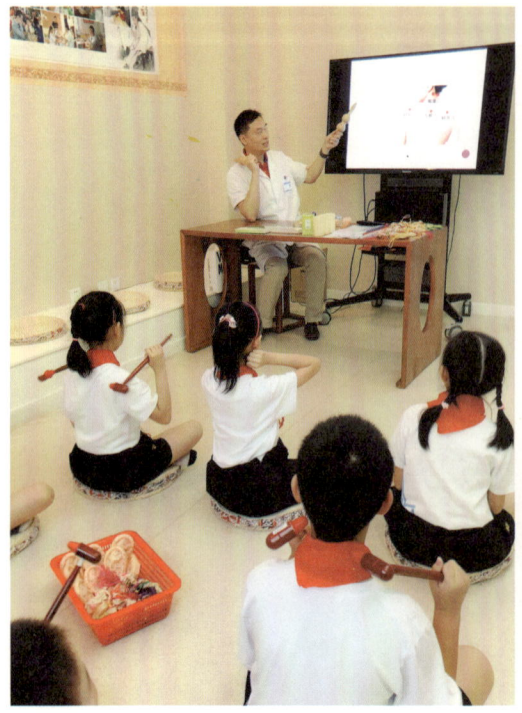

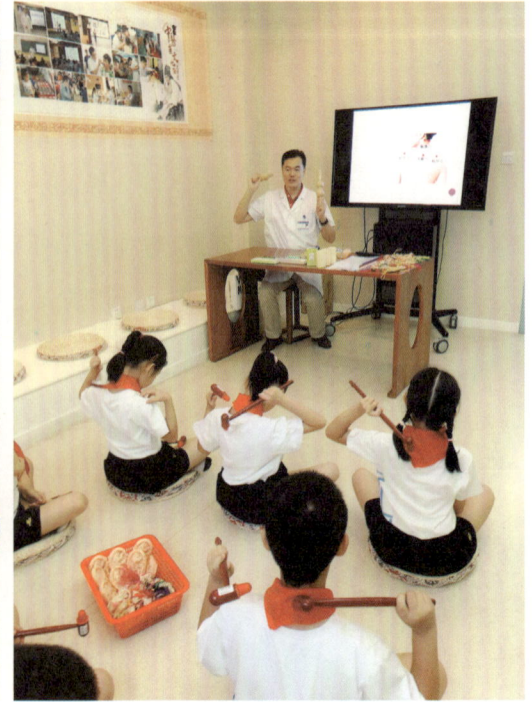